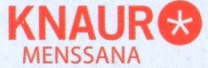
KNAUR
MENSSANA

Dr. med. Carsten Lekutat

SCHLANK FÜR FAULE

**DAS LEBEN IST ZU KURZ,
UM SICH MIT NUTZLOSEN DIÄTEN ZU QUÄLEN**

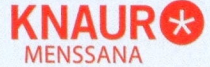

KNAUR
MENSSANA

Besuchen Sie uns im Internet:
www.mens-sana.de

Aus Verantwortung für die Umwelt hat sich die Verlagsgruppe
Droemer Knaur zu einer nachhaltigen Buchproduktion verpflichtet.
Der bewusste Umgang mit unseren Ressourcen, der Schutz
unseres Klimas und der Natur gehören zu unseren obersten Unternehmenszielen.
Gemeinsam mit unseren Partnern und Lieferanten setzen wir uns
für eine klimaneutrale Buchproduktion ein, die den Erwerb von Klimazertifikaten
zur Kompensation des CO_2-Ausstoßes einschließt.
Weitere Informationen finden Sie unter: www.klimaneutralerverlag.de

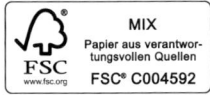

Originalausgabe 2021
© 2021 Knaur Verlag
Ein Imprint der Verlagsgruppe Droemer Knaur GmbH & Co. KG, München
Alle Rechte vorbehalten.
Das Werk darf – auch teilweise – nur mit Genehmigung des Verlags wiedergegeben werden.
Redaktion: Anke Schenker
Covergestaltung: ZERO Werbeagentur, München
Coverabbildung: Thomas Duffé
Abbildungen im Innenteil:
Fotos Carsten Lekutat: Thomas Duffé außer Seite 8: Archiv Carsten Lekutat;
Tabelle Klassifikation der Adipositas: le-tex publishing services GmbH, Leipzig, nach
»Deutsche Adipositas-Gesellschaft; https://www.awmf.org/uploads/
tx_szleitlinien/050-001p_S3_Adipositas_Pr%C3%A4vention_Therapie_2019-01.pdf,
Seite 20; abgerufen am 11. August 2021«;
Grafik Abnehmkurve: le-tex publishing services GmbH, Leipzig, nach Archiv Carsten Lekutat;
alle anderen Fotos von Shutterstock.com
Satz: Adobe InDesign im Verlag
Druck und Bindung: Firmengruppe APPL, aprinta druck GmbH, Wemding
ISBN 978-3-426-65901-4

SIE
sind *nicht*
SCHULD!

Inhalt

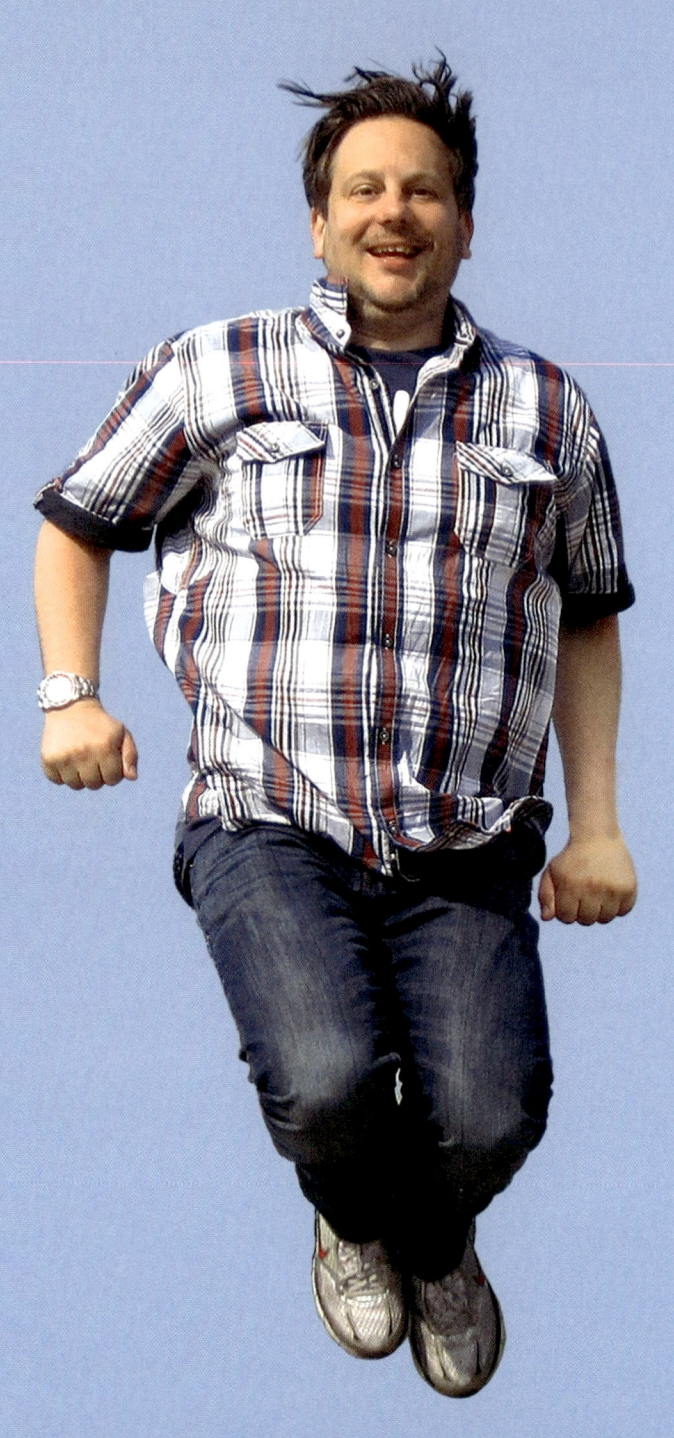

1

Warum auch ein Gesundmacher ein Dickmacher sein kann

Alles war bis in das letzte Detail liebevoll geplant. Das kleine Café in der Altstadt war gemietet, die Einladungsschreiben waren verschickt. Etwas aufgeregt rückte ich die letzten Gläser und Teller zurecht, mit denen die Tische bereits gedeckt waren. Ich nestelte etwas an meinem Hemd herum, das im Brustbereich ein wenig auftrug. Für Guido, den Besitzer des Cafés, war es ein Abend wie viele andere, für mich allerdings sollte es etwas ganz Besonderes werden.

Es war ein Montagabend, die frische Januarluft schaffte nicht den Weg in die hinterste Ecke des Cafés, in der ich saß und auf den großen Fernsehbildschirm an der Wand schaute. Gleich würde ich als Fernseharzt meinen großen Auftritt bekommen, das erste Mal im Westdeutschen Rundfunk als »GESUNDMACHER« zu sehen sein. Nachdem ich über viele Jahre im Deutschen Privatfernsehen eher ein Schattendasein gefristet hatte und eher die lustige medizinische Rand-

figur im Frühstücksfernsehen von Sat.1 war, könnte das mein großer Durchbruch werden. Hatten Harald Schmidt und Eckart von Hirschhausen nicht auch so angefangen? Ich lehnte mich selbstgefällig zurück und zuppelte an meinem Hemd.

Langsam füllte sich das Café mit meinen Freunden, Kollegen und Geschäftspartnern, die ich eigens für die Fernsehpremiere eingeladen hatte. Wir wollten ein »Public Viewing« veranstalten, noch ehe das Wort »Public Viewing« in Deutschland überhaupt bekannt war. Wir begrüßten uns weltmännisch mit Küsschen links und Küsschen rechts, wie man das im Fernsehen so macht, und starrten bei Limonade, Wein und Bier auf den Fernseher.

Um 20:15 Uhr ging es los. Primetime! DER GESUNDMACHER. Ein sympathischer Arzt (ich) sollte gesundes Verhalten (das, was ich so über das Leben denke) nach Deutschland (also eigentlich Nordrhein-Westfalen) bringen, indem er (also ich) durch die Städte und Dörfer geht, in Kühlschränke schaut (»Da ist aber zu wenig Brokkoli drin«) oder in die Schlafzimmer der Nation (»Die Matratze ist zu weich, davon bekommen Sie Rückenschmerzen«).

Um 20:15 Uhr startete die Titelmusik der Sendung. Bilder von gesunden Menschen, gepflegten Häusern, zauberhaften Landschaften und mir, dem GESUNDMACHER, der sich lächelnd in die Kamera dreht und Zuversicht, Fitness und – ja – Gesundheit verkörpern soll.

Um 20:16 Uhr sah ich es zum ersten Mal: Ach du Scheiße, Carsten, du bist fett!

Es war mir wirklich vorher nicht aufgefallen, aber scheinbar hatte ich über die Jahre hinweg einige Kilos zugelegt. Ich schaute mich vorsichtig um, was meine Gäste zu dem dicken GESUND-MACHER sagen würden. Aber alle schauten nur voller Stolz auf den Fernseher und verfolgten den dicklichen Fernseharzt auf seiner Runde durch NRW.

Wie konnte das sein? Waren die anderen alle blind? Oder besoffen? Oder wussten es alle anderen schon vor der Ausstrahlung der Sendung, hatten es mir aber nie gesagt? Okay, ich gehe ja auch nicht durch die Welt und sage zu dicken Mitmenschen: »Hallo, du bist aber ganz schön moppelig.« Das macht man nicht, auch wenn man sich das im Geheimen denkt. Aber das waren meine Freunde, meine Kollegen.

Ich sah mich im Café um. Einige meiner Freunde hatten auch das ein oder andere Kilo zu viel auf der Hüfte, und auch ihnen hatte ich das nie gesagt. Es störte mich auch nicht, es passte zu ihrer Persönlichkeit.

Als Kind der 80er – so sehe ich mich zumindest, auch wenn ich 1971 geboren bin – bin ich quasi groß geworden mit den Daytime-Talkshows der 1990er-Jahre. Es war eine Zeit, in der zum ersten Mal Menschen, die keine Stars waren, im Fernsehen Gehör fanden, wenn sie nur schrill und laut genug waren. Jeder, der eine »Message« hatte, konnte auf die Bühne. Und eine der wiederkehrenden Meinungen war: »Ich bin dick. Das ist aber egal, Hauptsache, ich finde mich großartig dabei.«

Am Anfang glaubte ich das den Menschen bei Türck und Ilona Christen auch. Adipöse in illustrer Runde tanzten regelmäßig im Nachmittagsprogramm über die Bühnen der Flimmerkisten, in entweder zu enger Kleidung oder in weite Tücher gehüllt, und riefen: »Ich fühle mich wohl, also lasst mich so sein, wie ich will.« Und was konnte man schon dagegen sagen? Wohlfühlen ist wichtig. Zu sich selbst stehen ebenfalls. Ein kleiner Zweifel an diesem Wohlfühlen und daran, dass Dicksein gut für die Menschen sein soll, kam mir als Arzt damals allerdings schon in den Hinterkopf. Aber der Zweifel war leise und die tanzenden Menschen laut und so stimmte ich ein in den Kanon, der da hieß: »An all ihr Intoleranten da draußen: Lasst uns doch einfach so sein, wie wir sind!«

Vielleicht hatten mich das Fernsehen der 1990er und mein tiefer Wunsch, ein toleranter Gutmensch zu sein, so geprägt, dass ich es nicht einmal meinen Freunden sagen konnte, wenn sie langsam an Gewicht zunahmen. Und auch meine Freunde konnten oder wollten es mir anscheinend nicht sagen. Sie wollten mich so sein lassen, wie ich war, in der Annahme, dass ich es gut fand, so zu sein. Dass ich aber nicht einmal bemerkt hatte, wie es um meine Fettpölsterchen stand, konnten sie sich wahrscheinlich nicht vorstellen. Wie auch? Ich wusste es ja selbst nicht einmal.

Gut, im Nachhinein erinnerte ich mich schon daran, dass ich eines Morgens unter der Dusche stand, zu meinen Füßen herunterblickte und meine Zehen nicht mehr sehen konnte. Sie waren weg, verdeckt von meinem Bauch. Aber dieses Problem war einfach zu lösen: Ich beugte mich ein wenig ins Hohlkreuz und zog meinen Bauch ein, und da waren sie wieder, meine Füße in ihrer gesamten Länge. Wie ein spanischer Torero stand ich unter der Dusche, den Bauch eingezogen, die Brust herausgestreckt, und ignorierte stolz die einfache Information, die mir dieser Morgen eigentlich so eindeutig präsentierte: Du bist fett!

Als sich mein Gürtel eines Tages etwas enger anfühlte als früher, suchte ich nicht etwa das nächste Loch, um ihn weiter zu stellen. Nein! Für uns Männer gibt es eine verblüffend einfache Lösung des Gürtelproblems: Man zieht ihn einfach etwas herunter, bis er sich unterhalb des Bauch-Äquators befindet. Und schon passt er wieder wie angegossen. Das hält über Jahre, denn unterhalb des Bauches nehmen nur Frauen zu, dachte ich mir, nicht wir Männer. Und wenn der Gürtel noch passt, dann kann ich doch nicht dick sein!

In einer Zeitschrift las ich einmal von dem sogenannten Schwabbeltest. Man sollte vor einem Spiegel nackt in die Luft springen und sich selbst nach der Landung beobachten. Was nach einigen Sekunden noch schwabbelt und nicht ein primäres oder sekundäres Geschlechts-organ ist, gehört nicht an den schlanken Körper. Glücklicherweise sind wir Menschen in der Lage, abstrakt zu denken und in einem gewissen Rahmen auch unsere eigene Zukunft zu antizipieren. Ich entschied mich daher damals, nicht nackt zu hüpfen. Schon gar nicht vor einem Spiegel. Auch nicht allein. Auch nicht im Dunkeln. Wahrscheinlich war mir klar, dass es bei mir sehr lange schwabbeln würde.

All diese kleinen Dinge hätten mir schon früher die Augen öffnen sollen, wie es um meine Fettdepots und meinen ehemaligen Adoniskörper bestellt war. Er war nicht mehr da, der Adonis.

Das müssen Sie wissen

Die Wahrnehmung unseres eigenen Körpers ist keinesfalls immer so einfach, wie wir glauben. Gerade was unser Körpergewicht angeht, verschätzen wir uns häufig. Wir Ärzte nennen dieses Phänomen »Körperschemastörung«. Diese tritt bei Patienten mit Essstörungen sehr häufig auf, nicht nur bei Menschen mit Übergewicht, sondern auch bei Magersucht oder Bulimie.

Aber meine Augen wurden mir erst an diesem Montagabend im Café geöffnet, als ich mich selbst schonungslos im 16:9-HD-Format im Fernsehen sah. HD ist was für Tierfilme! Wenn man Backenhörnchen sehen möchte. Und selbst Nilpferde sehen in HD super aus. Aber nicht der GESUNDMACHER! Doch der Blick von außen hatte auch etwas Erhellendes. Ich musste etwas tun. In dieser Form würde ich die erste Staffel des GESUNDMACHERS nicht überstehen. Peter Zwegat ist auch nicht hoch verschuldet und Martin Rütter läuft auch nicht laut rufend »Platz! Platz! Manno! Platz, sag ich!« durch die Straßen hinter seinem Hund her. Mir war klar: Der GESUNDMACHER durfte nicht kränker aussehen als seine Patienten.

An diesem Abend im Januar traf ich also eine Entscheidung: Das Fett muss weg – ich will wieder schlank sein!

Aber wenn das bloß so einfach wäre.

Mein neues Mindset

Am Anfang steht immer eins: die Entscheidung. Es muss nicht unbedingt die Entscheidung sein, schlank sein zu wollen. Die Entscheidung, etwas im Leben ändern zu wollen, ist völlig ausreichend. Das bedeutet aber auch, dass es ab jetzt etwas unbequem werden kann. Wir werden jetzt gemeinsam unsere Komfortzone verlassen. Und wir werden viel Spaß dabei haben.

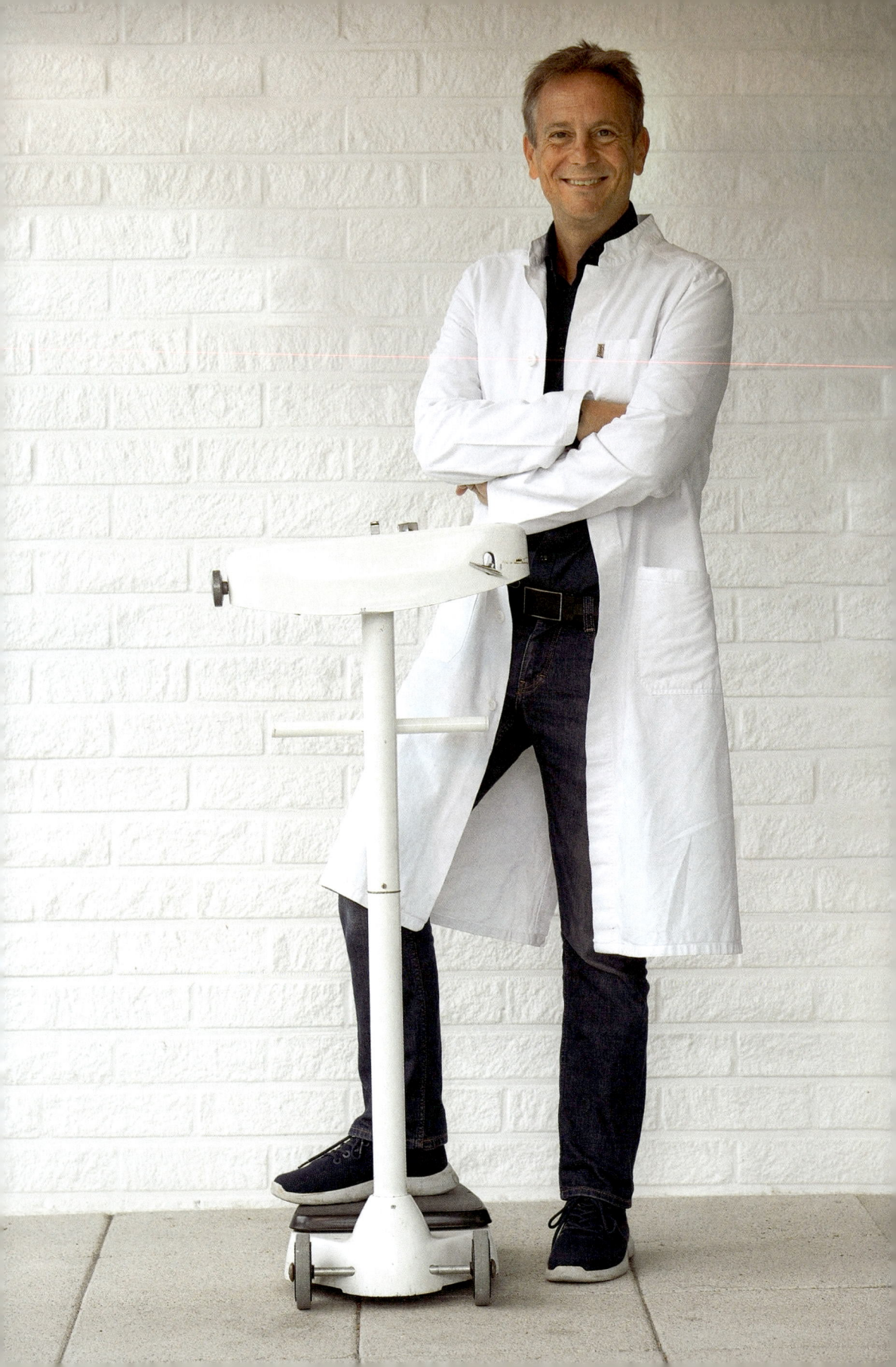

2

Welche Ernährung ist gesund?
Die Antwort ist einfacher,
als Sie glauben –
und wird Ihnen nicht gefallen

Das müssen Sie wissen

Wenn man nicht weiß, wo man hinmöchte, muss man sich nicht wundern, wenn man nicht ankommt.

Und wenn man nicht weiß, wo man ist, muss man sich nicht wundern, wenn man nicht weiß, wo man hinmöchte.

Und im Falle der Gewichtsregulation: Um zu wissen, wo man ist, braucht man eine Waage.

Keine Diagnose durch die Hose«, sagen wir Ärzte und erinnern uns dadurch selbst daran, dass man Krankheiten nur erkennen kann, wenn man ganz genau hinschaut – auch unter die verdeckende Hülle. Für mich hieß es also: Hose runter und genau hinsehen. Also natürlich im übertragenen Sinne, denn die Dinge, die von meinen Beinkleidern verdeckt wurden, hatten bei meiner geplanten Abnehmreise nur eine untergeordnete Bedeutung. Mir fiel aber auf, dass ich ein wesentliches Instrument zur Gewichtsregulation nicht besaß: eine Waage. Irgendwann hatte meine Frau nämlich entschieden, dass die Waage im Badezimmer doof sei, und sie kurzerhand weggeschmissen. Mir war das zunächst egal gewesen, aber nun vermisste ich sie. Also die Waage.

Als Kind der 80er wollte ich aber nicht irgendeine Waage aus einem Kurzwarengeschäft (ja, dieses Wort verwenden wir Kinder der 80er noch). Es sollte etwas Modernes sein, am besten irgendwas mit Internet. Und in der Tat fand ich eine Waage, die mein Gewicht auf eine persönliche Seite ins Internet stellte, im Jahre 2012 noch etwas Revolutionäres. Per WLAN verband sich das formschöne Stück Technik aus meinem Badezimmer direkt mit der weiten Welt des World Wide Web und präsentierte mir dann eine weniger formschöne Kurve meines damaligen Gewichtsverlaufs. Es sah nicht gut aus für mich. Wenn meine Gewichtskurve den Aktienwert eines innovativen Unternehmens widergespiegelt hätte, wäre meine Rente gesichert.

89,5 Kilogramm! Okay, wenn ich 1,95 groß wäre, hätte ich die Waage wieder wegstellen und zur nächsten Eisdiele gehen können. Aber ich bin nicht 1,95 groß, ich bin eher leicht untergroß. Schon als Kind hatte ich nie das Problem, mir irgendwo den Kopf zu stoßen. Und irgendwann mit 14 Jahren hörte ich dann bei 1,71 m mit dem Wachsen auf. 89,5 Kilogramm bei 1,71 m – das war wirklich zu viel. Ich brauchte keinen Schwabbeltest, keinen subäquatorialen Gürtel und keinen verbauten Blick auf meine Füße, um zu verstehen, dass es so nicht weitergehen konnte. Aber mit einem Mal verstand ich den Schweiß auf meiner Stirn, wenn ich die 500 Meter vom Auto in meine Praxis ging. Ich konnte nachvollziehen, dass ich mich für das Zubinden meiner Schnürsenkel lieber hinsetzte, anstatt graziös auf einem Bein zu balancieren. Ich hatte sogar mit der Anschaffung von Slippern geliebäugelt, so ganz ohne Schnürsenkel, fühlte mich dann aber doch noch etwas zu jung dafür.

89,5 Kilogramm bei 1,71 m, das entspricht einem Body-Mass-Index von 31.

Das war nicht mehr dick, pummelig, gut im Futter, gepolstert, gut genährt, korpulent, kugelig, drall, vollschlank, vollleibig – das war wirklich richtig fett! Mein Gewicht war kein Kavaliersdelikt mehr, es war schon eine Krankheit. Und die Krankheit hatte einen Namen: Adipositas Grad 1.

Das müssen Sie wissen

Zur Erinnerung: So berechnen Sie Ihren BMI
Körpergewicht: Körpergröße in Metern × Körpergröße in Metern
Beispiel:
Größe: 1,71 m; Gewicht: 89,5 kg
$1{,}71 \text{ m} \times 1{,}71 \text{ m} = 2{,}92 \text{ m}^2$
$89{,}5 \text{ kg} : 2{,}92 \text{ m}^2 = 30{,}65 \text{ kg/m}^2$
BMI = 31

So berechnen Sie Ihr Zielgewicht anhand des BMI:
gewünschter BMI (zum Beispiel 24)
Körpergröße in Metern × Körpergröße in Metern × Wunsch-BMI
$1{,}71 \times 1{,}71 \times 24 = 70{,}2$

»Labeling makes ill«, sagen wir Mediziner, also: Gib der Sache einen Namen und du hast eine Krankheit. Und in der Tat fühlte sich der Moment, in dem mir klar wurde, dass ich eine Krankheit hatte, nicht gut für mich an. Aber der Blick auf meinen Taschenrechner öffnete mir zusätzlich die Augen. Meine Moppeligkeit war nicht nur ein unschöner Anblick bei einem eventuellen Schwabbeltest, sie war nicht nur unnützer Ballast, den ich mit mir herumschleppte, sie war nicht nur ein Risikofaktor für eventuelle gesundheitliche Probleme meiner ungewissen Zukunft – nein, sie war selbst und unabhängig von allem anderen eine eigenständige Krankheit. Und als solche sollte ich sie auch behandeln, sagte ich mir. Denn als Arzt war mir klar, dass es nicht nur um eine Polsterung meines Körpers ging, die wie eine Wärmedämmung an einer Hausfassade ihr Dasein fristet und vielleicht sogar Gutes bewirken könnte. Wenn ich stürzte, würde ich weicher fallen als hagere Menschen. Und wenn es draußen kalt war, brauchte ich einen nicht ganz so dicken Wollpullover, um meine Körperkerntemperatur zu halten. Ich würde sogar Muskelkraft sparen, da ich nicht zittern müsste. Nein, meine Speckrollen waren keine Dämmung, das war mir klar.

Wir Mediziner wissen, dass Fettgewebe keine passive Struktur an unserem Körper ist, was da »einfach nur rumhängt«. Das Fett in und an unserem Körper ist alles andere als passiv: Es nimmt nämlich rege am Stoffwechsel teil und schüttet Unmengen an Substanzen aus, die uns auf lange Sicht gesehen richtig krank machen. Wir Ärzte beginnen gerade erst zu verstehen, dass Übergewicht nicht nur Auswirkungen auf unseren Cholesterinspiegel hat und dadurch das Risiko erhöht, unsere Gefäße zu verkalken. Fettgewebe führt auch zu Entzündungen und Immunreaktionen, die kaskadenartig verschiedene Stoffwechselprozesse unseres Körpers beeinflussen und uns am Ende krank werden lassen und – wenn wir richtig Pech haben – uns sogar umbringen.

In meiner Sprechstunde werde ich von meinen Patienten häufig gefragt, welche Ernährungsform die gesündeste ist. Und wir schreiben nicht das Jahr 1980, als Vegetarier noch verrückte Außenseiter mit Salatblättern zwischen den Zähnen waren. Allein die Gruppe der Vegetarier unterteilt sich heutzutage in Lacto-Vegetarier, Ovo-Lakto-Vegetarier, Flexitarier, Pescetarier, Frutarier, Veganer und – mein absoluter Liebling der Wortschöpfung – in Puddingvegetarier. Demgegenüber, auf der anderen Seite des Ernährungsformen-Spielfeldes, steht säuberlich aufgereiht die Paleo-Fraktion der Carnivoren, die sich dem Paleo-Lifestyle immerhin als strikte oder moderate Anhänger zuschreiben.

Aber ich möchte der Paleo-Diät nicht zynisch gegenübertreten. Immerhin hatten die Vegetarier einige Jahre linguistischen Vorsprung, um ihre Ernährungsform in Worte zu fassen und ihre Kostform zu klassifizieren, auch wenn die Paleo-Anhänger anführen, ihre Steinzeitkost sei schließlich die älteste Ernährungsform des Menschen überhaupt und dadurch die natürlichste und dementsprechend auch die gesündeste. Dass der Begriff »Stein«-zeit nicht daher kommt, weil die Menschen damals »stein«-alt wurden, interessiert nur am Rande.

Bei der Frage, welche Ernährungsform nun die gesündeste für uns Menschen ist, sollten wir aber religiös anmutende Verteilungskämpfe der einzelnen Lager außen vor lassen und nüchtern – welch schönes Wortspiel – die Fakten betrachten. Ernährungswissenschaftliche Studien haben nämlich in den letzten Jahren zeigen können, dass eine unumstößliche Tatsache existiert, an der kein ernst zu nehmender Wissenschaftler mehr zweifelt. Es besteht ein weltweit breiter Konsens an der universellen wissenschaftlichen Erkenntnis: Übergewicht ist Mist! Egal für welche Ernährungsform Sie sich entscheiden, achten Sie bitte auf Ihre schlanke Silhouette, Ihren grazilen Gang, Ihre ranke und zarte Art, den Alltag zu meistern. Entscheiden Sie sich für die Gazelle und nicht für das Nilpferd – beim Essen und beim Blick in den Spiegel.

Leichter gesagt als getan, werden Sie nun sagen, denn sonst würden Sie nicht dieses Buch lesen. Und auch ich empfand mich damals nicht als Gazelle, wenn ich auch die Bezeichnung »Nilpferd« für mich energisch abgelehnt hätte. Aber die Erkenntnis, dass ich an einer Krankheit litt und nicht nur an einer ausgeprägten Fettwärmedämmung, war ein Wendepunkt in meinem Leben. Denn diese Erkenntnis hatte weitreichende Folgen für mich und für meine übergewichtigen Patienten.

Mein neues Mindset

Sie behandeln keinen Schönheitsfehler. Sie behandeln eine Krankheit.

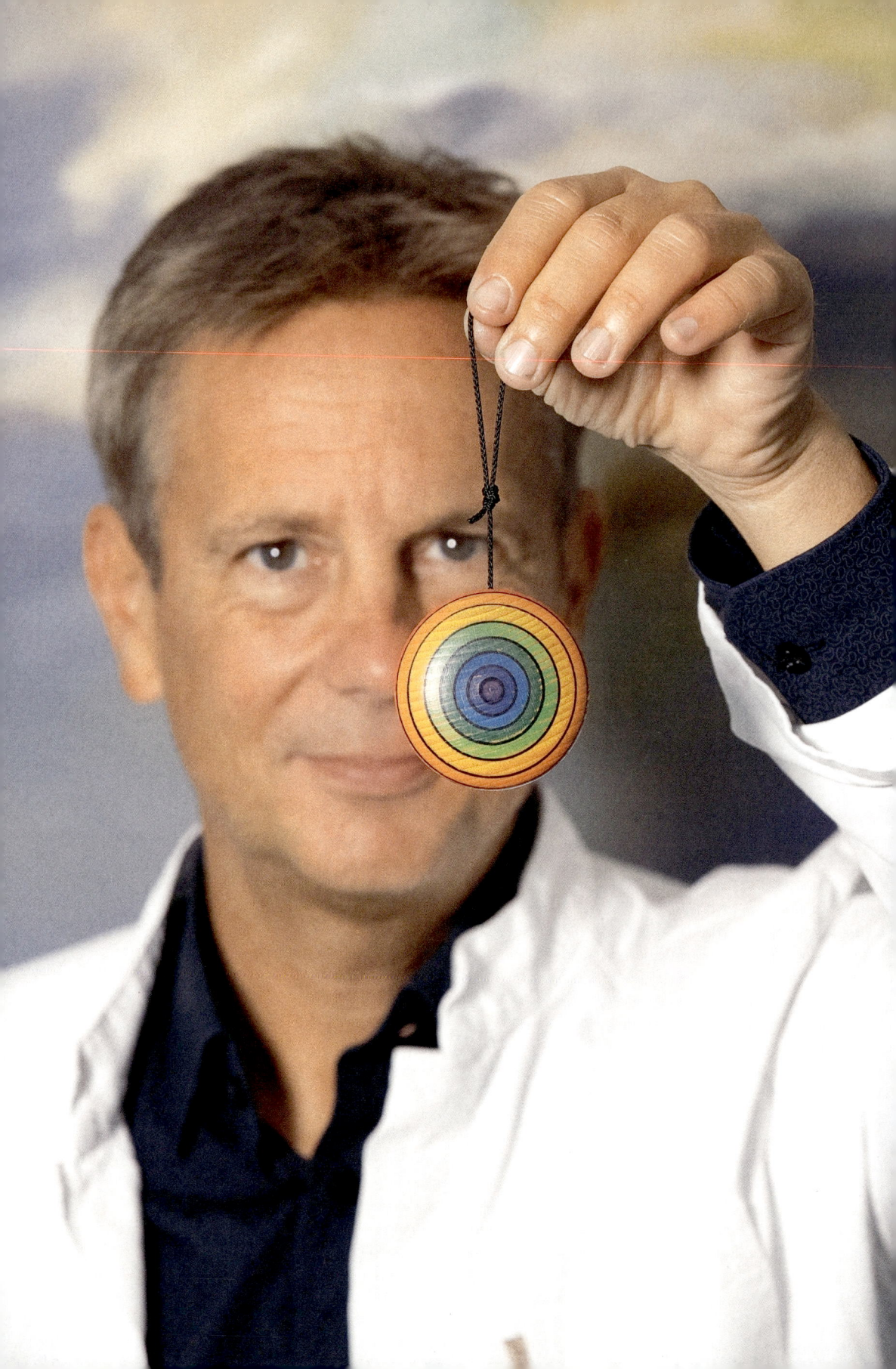

3

Warum Sie nicht schuld sind

Lassen Sie uns ein kleines Gedanken-experiment durchführen:

Sie sind Hausarzt in einer kleinen Praxis und es kommt ein Patient zu Ihnen, der seit dem Morgen halbseitig gelähmt ist und nicht mehr richtig sprechen kann. Er wird von seiner Frau begleitet, die Sie verständlicherweise recht besorgt anschaut.

»Ich mache mir wirklich Sorgen um meinen Mann«, sagt sie. »Bernd ist gar nicht der Alte. Er kann seinen rechten Arm nicht mehr heben und stottert nur wirres Zeug. Und sein Gesicht ist so schief.«

»Ja«, antworten Sie mit sanfter, aber fester Stimme. Schließlich sind Sie der Arzt und wollen Zuversicht ausstrahlen und die Deutungshoheit der Situation behalten. »Ihr Mann hat sicherlich einen Schlaganfall.«

»Einen Schlaganfall?« Die Ehefrau von Bernd schaut Sie erschrocken an.

»Ja. Die Durchblutung des Gehirns ist gestört und es können Nervenzellen absterben. Wenn es schlecht läuft, wird Ihr Mann nie wieder der Alte sein. Vielleicht kann er nie wieder sprechen oder selbstständig leben. Und vielleicht stirbt er auch.«

Bernd schaut Sie erschrocken an, anscheinend kann er zwar nicht sprechen, aber noch alles verstehen. Sie nehmen Bernds Hand, tätscheln sie väterlich. »Tja, Bernd, hätten Sie mal besser auf sich aufgepasst in der Vergangenheit. War ja auch alles ein bisschen viel. Das haben Sie jetzt davon.«

Bernd schaut Sie fragend an und brabbelt unverständliche Worte, aber als erfahrener Arzt wissen Sie natürlich, was er sagen möchte.

»Nehmen wir zum Beispiel den Blutdruck«, wenden Sie sich erklärend an die Ehefrau. »Ein hoher Blutdruck macht die Gefäße kaputt. Und was ist die Folge?« Eine Antwort warten Sie gar nicht ab, schließlich ist es Ihre Sprechstunde und kein Fernsehquiz. »Ein Schlaganfall!« Genüsslich lehnen Sie sich zurück und betrachten die Wirkung Ihrer Worte.

Bernd stottert so etwas wie »... haben nicht gemessen ...«

»Natürlich messe ich nicht bei jedem meiner Patienten den Blutdruck«, fahren Sie mit Ihrem Vortrag fort. »Das wäre auch zu viel verlangt. Und wenn ich ihn mal messe und er zu hoch ist, dann erzähle ich es meinen Patienten nicht immer. Das würde die Stimmung verderben. Und schließlich sind die meisten meiner Patienten doch selbst schuld daran, dass der Druck in den Gefäßen zu hoch ist. Die sind einfach undiszipliniert. Zu wenig Entspannung im Leben, immer unter Strom, Sport machen die auch nicht. Kein Wunder, dass irgendwann der Körper streikt.«

Bernd und seine Frau schauen Sie entsetzt mit aufgerissenen Augen an, soweit Bernd sein rechtes Auge noch aufreißen kann.

»Selbst schuld ...«, murmeln Sie, während Sie die Krankschreibung für Bernd ausfüllen und eine Packung Valium für die Ehefrau. »Selbst schuld ...«

Zurück in die Wirklichkeit. Ja, ich weiß, Sie würden sich als Arzt niemals so verhalten und Ihnen tun Bernd und seine Frau leid. Aber ganz so absurd ist die Situation in der fiktiven Sprechstunde gar nicht, wenn man einmal genauer darüber nachdenkt. Ersetzen Sie einfach »Bluthochdruck« durch »Übergewicht«. Einen

Bluthochdruck sieht man dem Patienten nicht an, ein Übergewicht meistens schon. Trotzdem bleibt die Adipositas häufig der »Elefant im Raum« – ich weiß, geniale literarische Doppelbedeutung –, den jeder sieht, den aber keiner ansprechen möchte. Viele Ärzte scheuen sich, die »Stimmung« zu verderben, wenn sie den Patienten auf das Übergewicht ansprechen. Aber lassen Sie uns das bitte nicht einfach so nebenbei betrachten. Geben wir dieser Erkenntnis den Raum und die Bedeutung, die sie verdient.

Da wird eine Erkrankung, die nach Schätzung der OECD (der Organisation für wirschaftliche Zusammenarbeit und Entwicklung) für 92 Millionen Todesfälle bis 2050 verantwortlich sein wird, in den Sprechzimmern dieser Republik einfach totgeschwiegen! Eine Krankheit, die Menschen nicht nur umbringt, sondern auch zu Invaliden macht. Und wir reden hier nicht über die *Adipositas permagna,* die schwerstübergewichtigen Menschen. Wir reden über all die kleinen Pfunde zwischendurch, die Pölsterchen, die Lovehandles, den Babyspeck, den Bierbauch, die stark gebauten Menschen mit den schweren Knochen, die Mozartkugeln und Wonneproppen unter uns, die wohlgerundet gut im Futter stehen und vollschlank – als Männer auch mal eindrucksvoll und gewichtig – ihre Körpermasse in die Waagschale werfen. Aber nicht nur das. Der Fett-Tumor – denn eigentlich ist es genau das – wird nicht nur von Ärzten und Patienten ignoriert und beschönigt, während er

Entzündungen hervorruft und still und heimlich den Stoffwechsel verändert, die Gefäße eng und unelastisch macht. Die Erkrankung wird generell verneint und die Schuld dem Betroffenen zugeschoben.

Darum lassen Sie mich an dieser Stelle allen Menschen, die von Übergewicht betroffen sind, egal wie ausgeprägt es ist, zurufen: SIE SIND NICHT SCHULD! Wenn ich in meiner Adipositas-Sprechstunde diese Worte sage, gibt es zwei häufige Reaktionen meiner Patienten: Unverständnis und Erleichterung. Teilweise auch Erleichterung trotz Unverständnis. Und nicht selten weinen meine Patienten in diesem Moment. Über Jahre und Jahrzehnte hinweg wurden sie gemobbt und beschuldigt, disziplinlos zu sein, und nun sitzt ihnen dieser Arzt gegenüber und sagt: »Sie sind nicht schuld.«

Wir werden in den kommenden Kapiteln noch sehen, wie komplex die Gewichtsregulation in unserem Körper funktioniert und warum Diäten, wie wir sie bislang betrachtet haben, ein denkbar ungeeignetes Mittel zur Gewichtskontrolle sind. Lassen Sie mich aber an dieser Stelle bereits vorgreifen, dass die Sahnetorte von letzter Woche sicherlich nicht zu einer schlanken Linie beigetragen hat, aber letztendlich nicht ausschlaggebend für Ihr Übergewicht war.

Nicht schuld zu sein entbindet uns aber nicht von der Verantwortung, das Übergewicht zu behandeln. Ich sage bewusst »behandeln« und nicht »bekämpfen«, denn ein Kampf ist immer voller Emotionen und wir dürfen uns dem Problem, der Krankheit, durchaus emotionslos nähern. Wenn Ihnen auf der Autobahn ein Stein gegen die Windschutzscheibe donnert und das Glas einen Riss bekommt, sind Sie auch nicht schuld an der Situation. Sie tragen allerdings die Verantwortung dafür, dass die Scheibe repariert wird. Es macht keinen Sinn, sich zurückzulehnen und zu jammern, den Stein zu beschimpfen, den Riss zu ignorieren oder gar zu hoffen, dass er von allein wieder weggeht. Er wird nicht weggehen. Entweder leben Sie mit dem Riss und riskieren einen Unfall oder Sie steuern die nächste Werkstatt an und lassen die Profis ihren Job machen.

Das müssen Sie wissen

Es ist nie zu spät im Leben, etwas zu ändern – auch wenn Sie 100 Kilo zu viel auf der Waage haben. Beginnen Sie Ihre Abnehmreise einfach mit dem ersten Kilo.

Letztendlich gibt es im Leben zwei Möglichkeiten, mit unschönen Situationen umzugehen: Entweder wir versuchen, sie zu verändern, oder wir akzeptieren sie. Jammern gehört nicht zu den bewährten Strategien. Aber im Falle des Übergewichts wäre das Akzeptieren eine denkbar schlechte Lösung.

Also, auch wenn Sie nicht schuld sind, übernehmen Sie trotzdem die Verantwortung für Ihr Gewicht. So, wie ich damals auf meiner neuen internetfähigen Badezimmerwaage die Verantwortung für mein Leben zurückübernommen habe.

Mein neues Mindset

Als meine Tochter eingeschult wurde, bekam sie von mir keine Schultüte, sondern einen großen Radiergummi geschenkt. Zusammen mit einer Karte: »Damit Du weißt, dass Du immer wieder von vorne anfangen kannst.« Legen Sie sich einfach einen Radiergummi neben die Waage oder in den Kühlschrank und fangen Sie von vorne an.

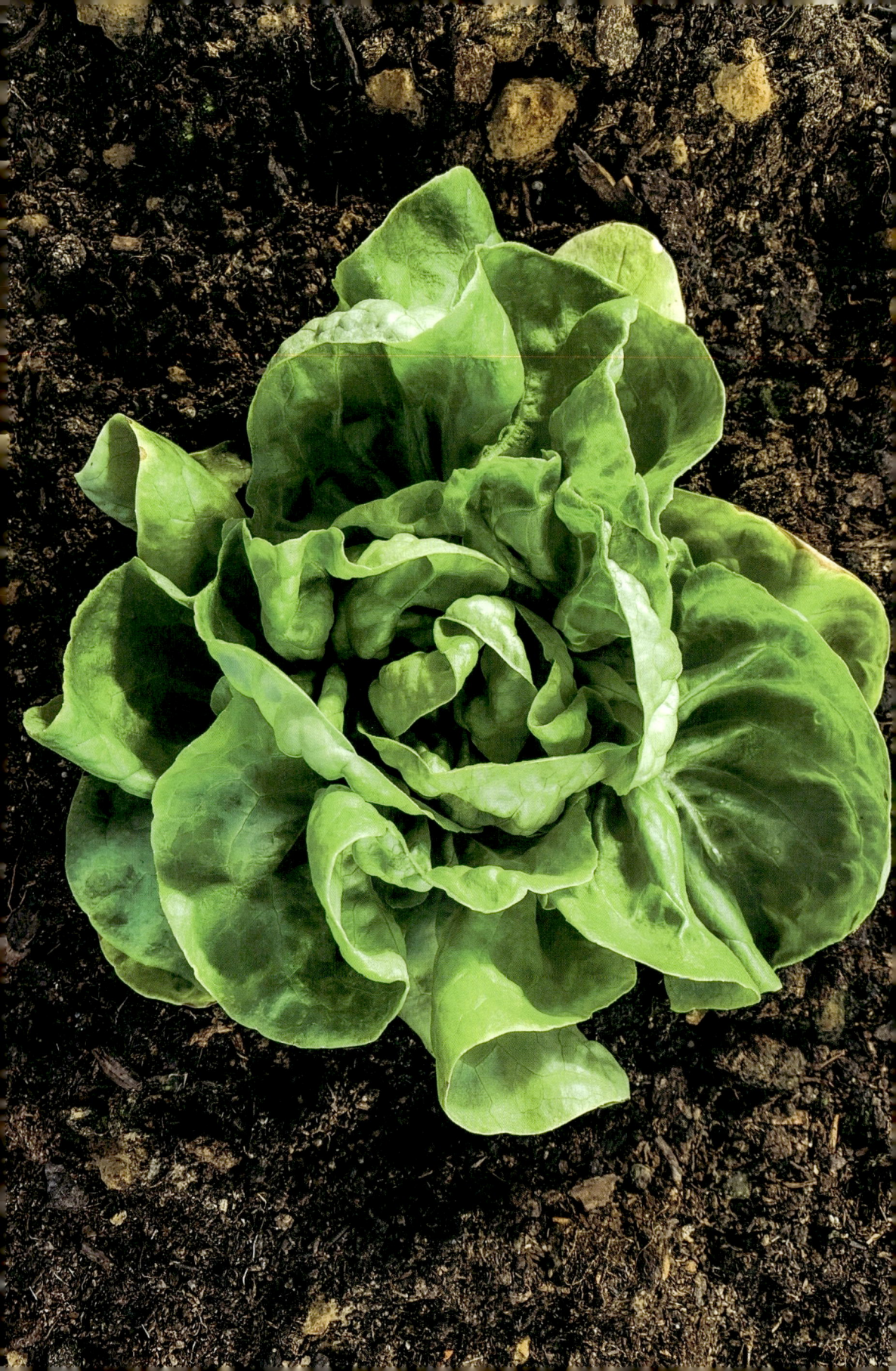

4

Lassen Sie einfach den Salat weg

89,5 Kilogramm bei 1,71 m – das war zu viel und ich musste etwas ändern. Als Fernseharzt und »Gesundmacher« hatte ich natürlich einen wesentlichen Vorteil anderen Ärzten gegenüber: Ich hatte direkten Zugriff auf die großen Experten Deutschlands. Alle meine Interviewgäste waren Kapazitäten in ihrem Fachgebiet und darüber hinaus auch noch bereit, ihr Wissen mit mir zu teilen. Die Deutsche Gesellschaft für Ernährung besitzt so etwas wie die Leitlinienkompetenz in Sachen Ernährung in Deutschland. Zwar wird sie von vielen Internetnutzern in ihren Entscheidungen und Empfehlungen kritisiert, aber ich entschied mich, Ratschläge doch eher von den Wissenschaftlern der DGE als von Mandy auf Facebook einzuholen. Und so griff ich zum Telefon und wählte die Nummer eines Ernährungsexperten der DGE.

»Ich bin zu fett«, begann ich das Telefonat.

»Das habe ich in der Sendung bereits gesehen«, erhielt ich als Antwort. Es lief nicht gut für mich an diesem Tag, dachte ich mir im Stillen.

»Wie werde ich schlanker?«

Okay, ich gebe den Dialog hier etwas gekürzt wieder, denn all den gesellschaftlich erwarteten Small Talk und das medizinische Geplänkel unter Kollegen erspare ich Ihnen lieber. Kommen wir gleich zur wesentlichen Aussage des Experten:

»Du bist zu fett! Stell dich jeden Tag auf die Waage und miss dein Gewicht. Trage dann das Gewicht als Kurve auf ein Blatt Millimeterpapier ein und verbinde am Ende des Monats die Punkte. Wenn die Kurve nach oben geht, hast du zu viel gefressen. Wenn sie nach unten geht, machst du alles richtig.«

Das müssen Sie wissen

Sie sehen schon, Sie kommen um das Prinzip des Kontrollierens nicht herum. Auch bei der modernen Form des »intuitiven Essens« brauchen Sie eine verwertbare Rückmeldung über Ihren Erfolg. Also: Rauf auf die Waage.

Die gute Nachricht: Ich brauchte kein Millimeterpapier, ich hatte eine Internetwaage, die die Kurve automatisch aufzeichnete. Die schlechte Nachricht: Die Kurve ging nach oben. Insgeheim hatte ich vom führenden Wissenschaftler der Deutschen Gesellschaft für Ernährung etwas mehr erwartet. Vielleicht einen Hinweis auf ein neues Superfood aus Asien. Oder ein großartiges Nahrungsergänzungsmittel, einen Booster für meinen erschlafften Stoffwechsel. Stattdessen nur der lapidare Hinweis auf das älteste Instrument der Gewichtskontrolle, etwas, was es für wenige Euro in jedem Kaufhaus gibt. Wo war der Zauber, wo der *Deus ex Machina*, der mich aus meinem Unheil retten würde?

Etwas zerknirscht beendete ich das Telefonat und legte auf. »Wenn die Kurve nach oben geht, hast du zu viel gefressen.« Sollte es wirklich so einfach sein? Vielleicht habe ich ja nicht zu viel gegessen, sondern das Falsche, überlegte ich.

In dieser Woche führte ich noch ein weiteres interessantes Gespräch. Mich besuchte nämlich ein Handelsvertreter eines Labors in meiner Sprechstunde. Er erzählte mir von einem bahnbrechenden Bluttest, der alle Regeln der medizinischen Wissenschaft auf den Kopf stellen würde. Er selbst sah durchtrainiert aus, war schlank und muskulös und sagte: »Wenn Sie abnehmen wollen, dann lassen Sie doch mal den Salat weg.«

Baff! Whaaat? So etwas hatte ich eigentlich vom Wissenschaftler der DGE erwartet. Eine neue Erkenntnis über den menschlichen Stoffwechsel, geheimes Wissen, was Ärzte hinter vorgehaltener Hand nur ihren Kindern und Geliebten erzählen. Es war die frühe Version von »Sie sind nicht schuld«, nur dass der Schuldige sofort ausgemacht war: der Salat!

Schuld ist der Stoffwechsel, meine Frau, meine Eltern, meine Knie, der Job, der Stress, meine Geschmacksknospen, McDonalds, meine Blutgruppe ... Aber mein absoluter Lieblingsschuldiger ist und bleibt: der Salat!

Es war eine bequeme Lösung, genauso, wie ich sie mir erhofft hatte, eine einfache Wahrheit, die doch so eindeutig war, dass es mich erstaunte, dass wir sie alle nicht gesehen hatten. Tausende von übergewichtigen Menschen essen Salat, um abzunehmen. Sie nehmen aber nicht ab. Könnte wirklich der Salat daran schuld sein?

Aber ich bin Arzt und hinterfragte natürlich das, was mir der Außendienstler voller Inbrunst darbot. »Okay, ich mag keinen Salat. Aber Salat ist gesund und enthält wenig Kalorien. Wieso sollte er mich dick machen?«

»Allergie«, antwortete der Vertreter. »Vielleicht reagieren Sie mit einer Allergie auf den Salat. Und das macht Sie dick.« Er holte einige Zettel mit wissenschaftlichen Tabellen aus seinem Koffer und breitete sie vor mir aus. »Schauen Sie. Wir haben einen Test entwickelt, mit dem wir das Blut Ihrer Patienten auf Allergien gegen mehr als zweihundert verschiedene Lebensmittel testen können«, fuhr er fort. »Das Irre daran: Die Patienten merken oft nicht einmal, dass sie allergisch reagieren.«

Das war mir neu. Ich kannte zum Beispiel Menschen mit einer Erdnussallergie. Und die merkten durchaus, dass sie allergisch waren, spätestens wenn sie mit Luftnot im Rettungswagen der Feuerwehr saßen.

»Nein«, berichtigte mich der Labormann. »Es sind quasi ›stille Allergien‹. Wir haben viele Patienten mit unserem Bluttest untersucht und festgestellt, dass der Test anschlägt, auch wenn gar keine Beschwerden bestehen.«

»Vielleicht ist der Test ja falsch«, bemerkte ich.

Ein überheblicher Blick streifte mich, gefolgt von einem Griff in den Koffer, aus dem noch weitere Tabellen und Grafiken zum Vorschein kamen. »Wir haben ein Kochbuch entwickelt«, strahlte der Vertreter über beide Ohren. »Ein innovatives, individuelles Kochbuch mit Rezepten, die anhand des Bluttests innovativ und individuell für den Patienten generiert werden. Wenn die Patienten dann nur noch diese innovativen und individuellen Gerichte essen – streng aus den Zutaten, auf die sie nicht reagieren –, nehmen sie Gewicht ab.«

Ich schaute mich in meinem Sprechzimmer um, ob ich gerade Opfer von »Verstehen Sie Spaß« geworden bin. Aber mein Gegenüber meinte es wirklich ernst. Ich warf einen Blick auf das Kochbuch. Hier waren viele, zugegeben leckere, Rezepte aufgeführt, die aber alle nur wenige Kalorien enthielten. Wenn ich nur noch diese Gerichte essen würde und wenn ich – und hierin besteht das Problem, wie wir später noch sehen werden – das auch durchhalte, dann würde ich selbstverständlich abnehmen. Aber nicht wegen einer »Allergie«, sondern wegen der verminderten Kalorienaufnahme. Warum aber sollte ich an den Mythos einer Salatallergie glauben, wenn letztendlich doch nur eine kalorienangepasste Ernährung dabei herauskommt, und das leider ohne Salat, der ja durchaus den ein oder anderen sinnvollen Beitrag zu unserer Ernährung liefert?

Mir wurde schlagartig klar, dass wir Dicke gerne an Mythen glauben. Dass wir, wie alle anderen Menschen auch, auf den Zauber hoffen, der uns allen innewohnt und der dafür sorgt, dass alles irgendwie wieder gut wird. Dass es einen magischen Hebel gibt, den wir nur umlegen müssen, damit die Drüsen wieder in Gang kommen, der Stoffwechsel einen Turbo anschaltet und die Pfunde über Nacht wie von alleine purzeln. Die ernüchternde Aussage der DGE wirkte blass neben dem Hightechlabor und der emotionalen Geschichte der bislang unentdeckten Salatallergie. Aber blass ist nicht immer falsch. Und, so langweilig eine Waage auch sein kann, hinter dem Konzept der Gewichtsmessung steckt ein tiefes Verständnis der Biologie unserer Welt und unseres Körpers. Und genau betrachtet ist es gar nicht blass und langweilig. Genau hier, auf der Badezimmerwaage, liegt nämlich der Schlüssel zu unserer Gewichtskontrolle, auch wenn Sie die Waage vielleicht anders nutzen müssen, als Sie es bislang getan haben.

Mein neues Mindset

Es ist wie so oft im Leben: Wenn etwas zu schön ist, um wahr zu sein, ist es meistens nicht wahr. Und in diese Kategorie fallen die meisten beworbenen Diäten. Auch wenn Sie nicht immer schuld sind, Sie tragen dennoch die Verantwortung für Ihr Leben. Es hilft alles nichts: Wenn der einfache Weg nicht funktioniert, müssen Sie halt den schweren Weg gehen.

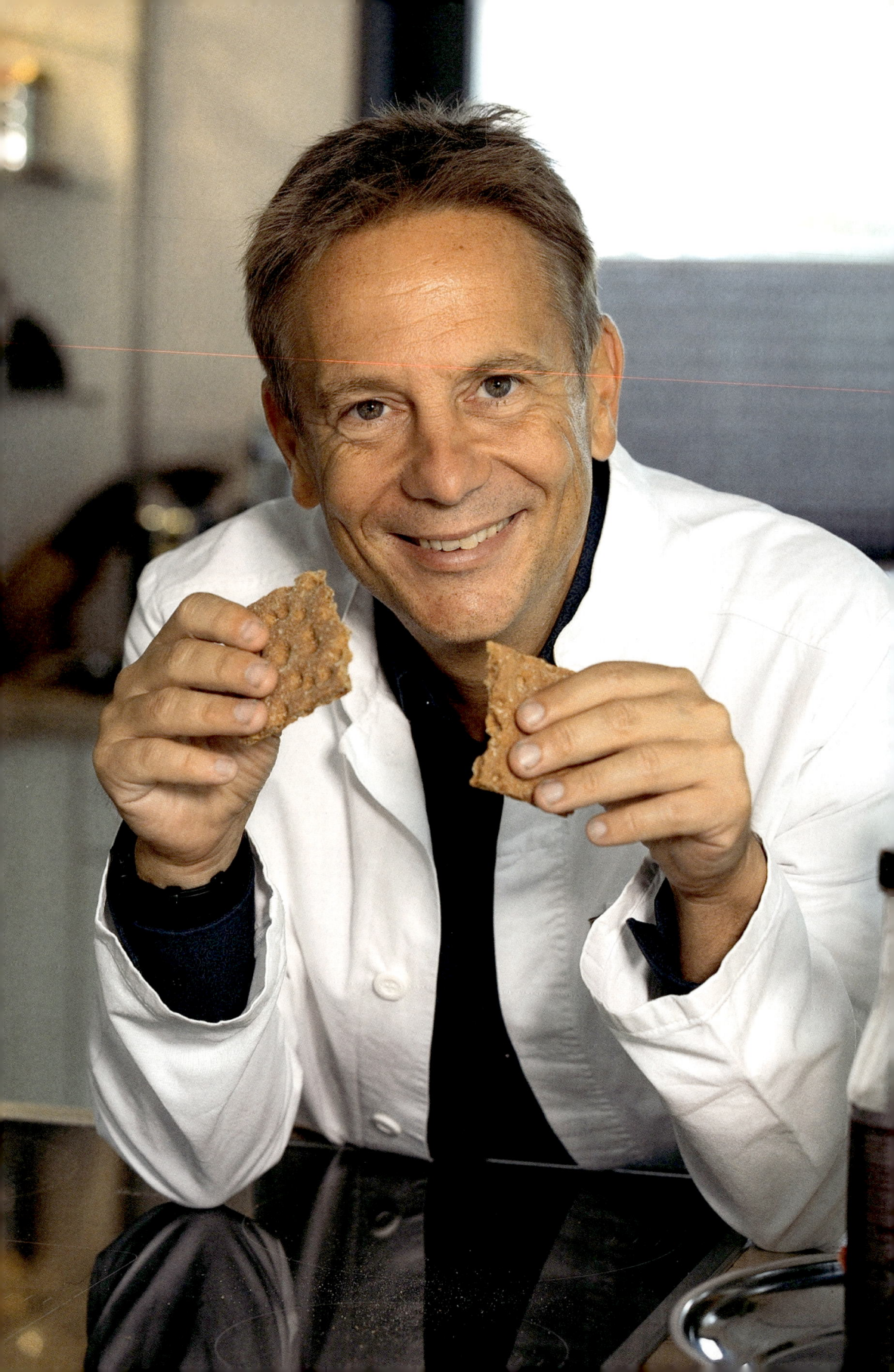

5

Noch eine Scheibe Knäckebrot und ich platze!

Nachdem ich mich also entschieden hatte, durchaus weiter Salat zu essen, musste ein anderer Plan her, um Gewicht abzunehmen. Eine Waage hatte ich ja jetzt und das elektronische Millimeterpapier im Internet sprach eine deutliche Sprache: Die Pfunde müssen purzeln. Nun war ich nicht der erste Mensch auf der Welt, der sich Gedanken machte, wie man dem Übergewicht am besten zu Leibe rückt. Wenn man bei der Planung des Vorgehens allerdings versucht, einen klaren Kopf zu behalten und nicht auf Zaubertricks der Diätindustrie hereinzufallen, kommt man relativ schnell auf folgende Erkenntnis: Wenn man mehr Energie zu sich nimmt, als man verbraucht, nimmt man zu. Oder, in meinem Fall: Wenn ich weniger Energie aufnehme, als ich verbrauche, werde ich abnehmen.

Diese Tatsache ist so dermaßen trivial, dass sie schon fast nicht wahr sein kann. Und in der Tat wird genau dieser Zusammenhang immer wieder lauthals in den verschiedensten Medien bestritten. Der Wunsch, weiter ungehemmt ohne Konsequenzen essen zu können, ist tief in den Menschen unseres Kulturkreises verwurzelt. Und auch ich zweifelte zunächst an diesem einfachen Zusammenhang, dass mehr essen auch mehr Gewicht bedeuten würde. Schließlich, so sagte ich mir, gab es viele Menschen in meiner Umgebung, die hemmungslos schlemmten und dabei gertenschlank waren. Vielleicht hatte ich nur einen schlechten Stoffwechsel oder langsame Drüsen?

Nähern wir uns diesem Problem einmal biologisch-mathematisch: Wenn ich von einem Tag auf den anderen aufhören würde zu essen, dann würde ich unweigerlich abnehmen, das war mir klar. Wenn keine Energie in Form von Nahrung zugeführt wird, kann der Körper nicht mehr regelrecht funktionieren und muss auf seine Reserven zurückgreifen, zum Beispiel auf sein Fettgewebe. Hier speichern wir Menschen riesige

Mengen an reiner Energie, ca. 80 000 bis 100 000 kcal warten in den Speckröllchen auf spätere Verwendung – bei einem Normalgewichtigen. Bei übergewichtigen Menschen wird dieser Vorrat nahezu unerschöpflich. Neben dem Fettgewebe speichert unser Körper noch Kohlenhydrate. Vor allem in den Muskelzellen wird nicht verbrauchte Glukose in Form von Glykogen zurückgehalten. Aber auch die Leber beteiligt sich an der Vorratshaltung.

Der Vorteil des Kohlenhydratlagers gegenüber dem Fettdepot ist die schnelle Verfügbarkeit. Der Fettspeicher ist sozusagen der Vorratskeller, in dem die Nahrungsmittel für den Winter eingelagert werden. Im Küchenschrank liegen die Kohlenhydrate, für den kleinen Hunger – oder den Lauf-weg-um-dein-Leben-Sprint – zwischendurch. Unser Kohlenhydratspeicher enthält ca. 2000 kcal zur schnellen Verwendung.

Aber was sind eigentlich 100 000 kcal? Wenn ich als ca. 1,70 m großer männlicher Erwachsener 10 Kilometer durch die Stadt renne, verbrauche ich ca. 600 kcal für 10 Kilometer Strecke. Das entspricht ungefähr einem Cheeseburger mit Pommes. Versuchen Sie mal, mit einem Cheeseburger-Menü Ihr Auto zu betanken, und schauen Sie, wie weit Sie kommen. Der menschliche Körper ist schon genial. Also, bei einem angenommenen Verbrauch von 60 kcal pro Kilometer Joggen könnte ich gut 1600 Kilometer rennen, ohne auch nur einen Bissen zu mir zu nehmen – zumindest theoretisch. Von Berlin nach München

und zurück! Auf der Höhe von Leipzig ein gelassenes Lächeln, bei Regensburg an der Burgerbude vorbei, ohne die Pommes auch nur mit einem Blick zu würdigen.

Das müssen Sie wissen

In der Regel unterschätzen wir die Kalorien unserer Nahrung und überschätzen unseren Energieverbrauch.

Unser Körper ist wirklich gut auf Hungerperioden vorbereitet, zumindest was die reine Energiespeicherung angeht, lassen wir die Nährstoffe und unseren Eiweißbedarf einmal außen vor. Diese großartige Vorbereitung auf Hungerzeiten und die enorme Energieeffizienz, die unser Stoffwechsel an den Tag legt, machen uns bei einer geplanten Hungerperiode – also einer Diät – allerdings einen Strich durch die Rechnung. Ungefähr 7000 kcal Speicherfett wiegen 1 kg. Das bedeutet, die 100 000 kcal Treibstoff für meine Rundreise nach München stecken in nur 14 kg Fettgewebe. So viel zum Thema »10 Kilo in drei Tagen abnehmen«. Da müssten Sie schon sehr schnell und sehr weit rennen.

Betrachten wir nun einmal das Gegenteil zu meinem Lauf durch die Republik: die übermäßige Energiezufuhr. Aber bescheiden wir uns etwas und nehmen nur an, wir würden ein Knäckebrot pro Tag zu viel in uns reinstopfen. Und wenn ich »ein Knäckebrot« sage, meine ich »eine Scheibe Knäckebrot«.

Eine Scheibe Knäckebrot enthält eine Energie von ungefähr 35 kcal. Sie erinnern sich: 7000 kcal befinden sich in 1 kg Fettgewebe. Wenn ich nun ein Jahr, also 365 Tage, 35 kcal pro Tag über meinen Bedarf esse, indem ich abends vor dem Fernseher eine trockene Scheibe Knäckebrot knabbere, habe ich am Ende des Jahres fast 2 kg mehr Gewicht auf der Waage. Eine Scheibe Knäckebrot ohne Belag zu viel am Tag führt biomathematisch also zu einer Katastrophe. 2 kg pro Jahr, 20 kg in zehn Jahren, 40 kg in 20 Jahren. Adipositas, Gefäßverkalkung, Tod. Das Knäckebrot des Grauens. Und keiner kann mir weismachen, dass wir eine Scheibe Knäckebrot im Gefühl hätten nach dem Motto: »Nein, Schatz, eine Scheibe Knäcke bekomme ich nun wirklich nicht mehr rein. Dann platze ich.«

So erschreckend, wie die Geschichte des Knäckebrotes daherkommt, so lebensfremd ist sie doch. Unsere alltägliche Erfahrung zeigt uns, dass irgendetwas an dieser Rechnung nicht stimmen kann. Dass ein Mensch jeden Tag nur minimal zu viel isst und das zu einer ungehemmten Gewichtszunahme führen würde, deckt sich nicht mit der Lebensrealität. Aber heißt das, die Gleichung »mehr Zufuhr als Verbrauch = mehr Körpergewicht« stimmt nicht? Das Problem bei dieser Betrachtung ist, dass wir uns nicht in einem physikalischen Versuchslabor befinden, sondern biologische Systeme betrachten. Letztendlich sind wir Menschen genau das: ein sehr cooles biologisches System. Und biologische

Systeme haben vielfältige Regelmechanismen entwickelt, von denen wir einige sogar schon kennen. So verändert sich zum Beispiel unser Energiebedarf, wenn wir an Körpergewicht zulegen. Die Scheibe staubtrockenes Knäckebrot hat also auf einen ausgehungerten Menschen eine ganz andere energetische Wirkung als auf einen adipösen. Letztendlich führt das Überfüttern mit Knäcke natürlich zu einer Gewichtszunahme. Diese wird aber irgendwann aufhören, da sich der Grundbedarf des nun dickeren Menschen angepasst hat.

Wir dicke Menschen brauchen mehr Energie, um unser dickes Gewicht zu halten, das machte mir damals dieses Gedankenexperiment klar. Unser Stoffwechsel passt sich aber nicht nur unserem aktuellen Körpergewicht an. Es macht auch einen Unterschied, ob ich eine große oder eine geringe Muskelmasse habe, wie aktiv ich meinen Tag gestalte, oder einfach welche Gene mir meine Eltern auf meine Lebensreise mitgegeben haben.

Forscher führten einmal ein sehr interessantes Experiment durch: Sie überfütterten ihre Versuchspersonen. Wie bei unserem Gedankenexperiment der Knäckebrot-Völlerei wollten es die Wissenschaftler genau wissen. Die Teilnehmer der Studie sollten jeden Tag etwas über ihren Bedarf hinaus essen. Was der individuelle Bedarf war, wurde vorher gemessen und bei einer regelmäßigen Energiezufuhr von genau diesem Bedarf sollte das Gewicht der Studienteilnehmer über die Zeit gleichbleiben.

Wenn die Teilnehmer nun über ihren Bedarf essen würden, so glaubten die Forscher, würden sie an Gewicht zulegen. Es gab aber eine Bedingung für die Teilnahme an der Studie: Keiner der Probanden durfte sich mehr bewegen als sonst. Bei gleichbleibender Bewegung (also Energieverbrauch) und gesteigerter Kalorienzufuhr (also Energiezufuhr) sollte über die Zeit hinweg bei der von uns vorhin aufgeführten Formel tatsächlich ein höheres Körpergewicht entstehen. Und in der Tat nahmen die Probanden zu. Aber – und hier wird es spannend – nicht alle! Einige von ihnen blieben mit dem Körpergewicht gleich, obwohl sie mehr gegessen hatten und sich nicht mehr bewegten.

Die Wissenschaftler standen vor einem Rätsel. In einem physikalischen System wäre so etwas unmöglich gewesen, denn wohin konnte all die zugeführte Energie verschwunden sein. Kennen Sie auch solche Menschen? Menschen, die scheinbar alles essen können, was sie wollen, ohne zuzunehmen? Und eine weitere Frage: Mögen Sie solche Menschen? Die Forscher anscheinend nicht, denn sie führten mit genau dieser Gruppe der Gewichtsrenitenten einen weiteren Versuch durch: Sie verdrahteten ihre Unterwäsche. Allerdings nicht, um den Versuchspersonen wehzutun, sondern um zu schauen, ob sie sich wirklich nicht vermehrt bewegen würden. Die Drähte waren nämlich kleine Bewegungssensoren und erfassten die Aktivität der Probanden. Hier wurden die Wissenschaftler fündig. Die Gruppe der nicht zunehmenden Probanden bewegte sich in der Tat mehr als die Gruppe derer, die zugenommen hatten. Aber sie bewegten sich heimlich. So heimlich, dass sie es selbst nicht einmal bemerkten. Es waren sogenannte »Mikrobewegungen«, die vermehrt Energie verbrauchten, ein leichtes Zittern in der Muskulatur, ein Treten auf der Stelle. Diese Mikrobewegungen sind nicht bewusst durchführbar, schon gar nicht über den Tag verteilt. Es ist uns genetisch in die Wiege gelegt, ob wir unser Knäckebrot einfach wegzittern oder ob wir es über Jahre hinweg als Speckröllchen auf der Hüfte mit uns herumtragen.

Das müssen Sie wissen

Falls Sie keine Zitter-Gene geerbt haben, können Sie das Zittern ein wenig simulieren: durch aktive Bewegung. Und zwar nicht nur einmal am Tag im Fitnessstudio, sondern über den ganzen Tag verteilt. Das bedeutet zum Beispiel aufstehen statt sitzen bleiben, laufen statt fahren, tanzen statt fernsehen ...

Mikrobewegungen sind aber nur ein Mechanismus des Körpers, den Energiehaushalt zu steuern. Von der Wärmeproduktion bis hin zur veränderten Aufnahme von Nährstoffen in unserem Darm mithilfe des Mikrobioms hält unser biologisches System viele Möglichkeiten bereit, die Energie und die Speicherung der Energie zu steuern. Bei jedem Menschen individuell und auch nicht konstant gleich über sein Leben verteilt. Ein dynamischer Prozess, der sich je nach Tageszeit, Jahreszeit, Lebensalter, Stimmung, zugeführter Nahrung usw. ändert und anpasst. Heutzutage wissen wir zum Beispiel, dass uns Nahrungsmittel nicht nur Energie zuführen, sondern auch die Art der Energieverwertung mit beeinflussen. Warum ist Salat gesund und durchaus zum Abnehmen geeignet? Nicht nur weil er ein nährstoffreiches und gleichzeitig energiearmes Lebensmittel ist, sondern auch weil er die Zusammensetzung unseres Mikrobioms im Darm mitbestimmt. Und unsere Darmflora beeinflusst unter anderem auch die Art und Menge, wie wir Energie aus Lebensmitteln überhaupt in den Körper aufnehmen. Der Salat am Mittag hat also Auswirkungen auf das Schnitzel am Abend.

Wir müssen uns vom mechanistischen Denken verabschieden, dass die Ursache A die Wirkung B in unserem Körper hätte. Es gibt zu viel C und D und F, als dass wir alles in eine mathematische Gleichung packen könnten. Es stellt sich die Frage, ob wir wirklich genau wissen können, wie viel Energie wir unserem Körper durch Nahrung eigentlich zuführen. Natürlich stehen auf den Lebensmittelverpackungen all der Produkte, die wir essen, Energiehinweise in Form von Kilokalorien. Doch leider sind diese Verpackungshinweise nur die halbe Wahrheit, denn sie sind im Labor entstanden und nicht im menschlichen Körper gemessen worden.

Wenn ich mir zum Beispiel ballaststoffreiche Nahrungsmittel zuführe, werden diese ganz anders von meinem Körper aufgenommen als Lebensmittel mit nur wenig Ballaststoffen. So kommt es zu der zunächst absurden Situation, dass 500 kcal Nüsse im Körper energetisch nicht gleichbedeutend mit 500 kcal Eiscreme sind. Die gleiche kalorische Menge an Nüssen wird niemals den Weg auf meine Hüften finden, da ich sie im Magen-Darm-Trakt gar nicht komplett aufnehme – im Gegensatz zur Eiscreme, die fast ungehindert in meinen Blutstrom wandern wird. Die Resorption, also die Aufnahme durch den Magen-Darm-Trakt in unseren Körper, unterscheidet sich zwischen den einzelnen Nahrungsmitteln, aber auch zwischen unterschiedlichen Menschen und unterschiedlichen Tageszeiten oder unterschiedlichen Phasen in unserem Leben.

Eine Handvoll Nüsse am Morgen können also eine völlig andere Auswirkung auf mein Körpergewicht haben als eine Handvoll Nüsse am Nachmittag. Und auch die Lebensmittel, die ich gleichzeitig mit den Nüssen gegessen habe, verändert die Aufnahme der Nüsse in unserem Körper. Bei Medikamenten kennen wir dieses Phänomen als *Wechselwirkungen*, bei Lebensmitteln ignorieren wir das zurzeit noch. Eigentlich unverständlich.

Mein neues Mindset

Unser Energiestoffwechsel wird vom Körper fein justiert. Allerdings ist der Körper bestrebt, Notfallreserven anzulegen – sehr hinderlich bei unserer Abnehmreise. Daher müssen wir die Energieverwaltung unseres Körpers aktiv unterstützen.

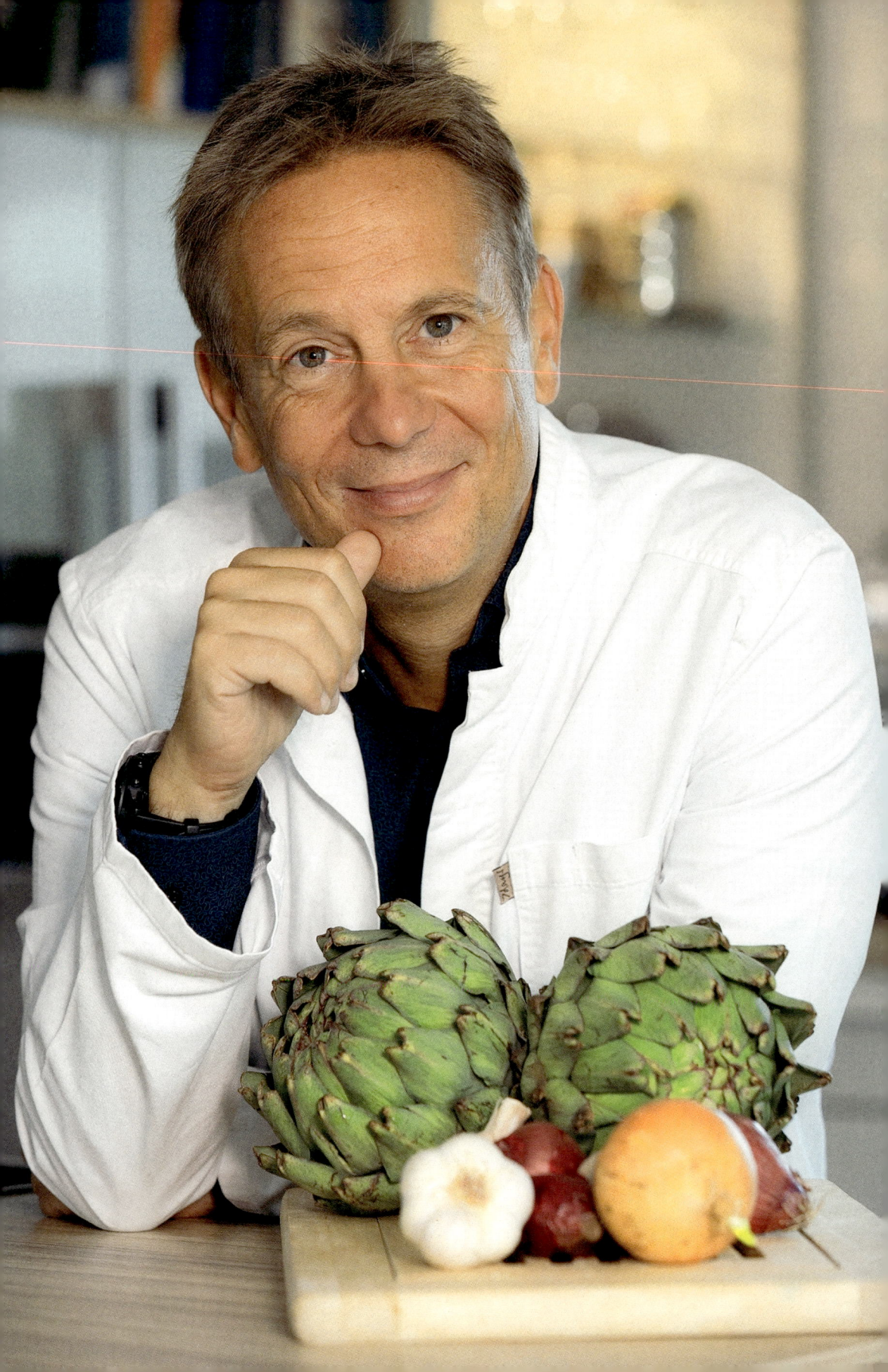

6

Wenn Füchse und Hasen für unser Gewicht verantwortlich sind

Werfen wir noch einmal einen Blick auf unser Mikrobiom, also auf die Darmflora. Ich möchte die Darmflora kurz stellvertretend für die versteckten Vorgänge in unserem Körper betrachten, die Stellschrauben unseres Körpergewichts in Bereichen, wo wir sie am wenigsten erwarten. Wir Ärzte wurden durch eine interessante Beobachtung auf den Zusammenhang zwischen Darmbakterien und Übergewicht gestoßen. Berichtet wurde von einer Patientin, die an einer chronischen Durchfallerkrankung aufgrund einer bakteriellen Infektion litt. Nachdem verschiedene Antibiotika die Patientin nicht heilen konnten, entschieden sich die Ärzte für ein drastisches Vorgehen: eine Stuhltransplantation. Hierbei sollte etwas Stuhlgang eines gesunden Menschen in den Magen-Darm-Trakt der erkrankten Patientin transplantiert werden. Die Hoffnung der Ärzte: Gesunde Bakterien des Spenders würden sich so im Darm der erkrankten Patientin ansiedeln und die krank machenden Keime einfach verdrängen.

Man kann sich im Rahmen eines Gedankenexperimentes das Innenleben unseres Darms wie einen Wald vorstellen. In dem Biotop des ausgedachten Waldes leben weiße Hasen in friedlicher Koexistenz mit Eichhörnchen und anderen Tieren. Eines Tages kommen allerdings einige braune Hasen in den Wald und fangen an, sich zu vermehren. Wenn Sie als Förster diese braunen Hasen nicht im Wald haben wollen, haben Sie im Rahmen unseres Gedankenexperimentes letztendlich zwei Möglichkeiten: Sie könnten einen Fuchs im Wald aussetzen, der die braunen Hasen fressen wird, dabei allerdings auch einige weiße Hasen und einige Eichhörnchen. Sie könnten aber auch weitere weiße Hasen im Wald aussetzen, die sich vermehren und mit den braunen Hasen um Futterstellen konkurrieren würden. Wenn Sie Glück haben, werden sich die weißen

Hasen durchsetzen und die braunen Hasen verdrängen.

Bei unserer Patientin wären die Antibiotika der Fuchs und die Stuhltransplantation die weißen Hasen. Eine geniale Methode, biologisch zu therapieren. Wie sollte man allerdings einen geeigneten Stuhlgang-Spender finden? Die Ärzte entschieden sich, die Tochter der Patientin als Stuhlspenderin zu nehmen. Als Empfängerin war es der Patientin sicherlich auch sehr angenehm, dass diese etwas seltsame Prozedur innerhalb der Familie blieb. Und in der Tat konnte die bakterielle Infektion gut behandelt werden, die weißen Hasen haben sich sozusagen gut vermehrt und die braunen Hasen verdrängt. Aber die Therapie der besagten Patientin hatte eine Nebenwirkung. Vor der Erkrankung war die Frau schlank gewesen, nach der Stuhltransplantation nahm sie an Gewicht zu. Einfach so.

Erinnern Sie sich daran? Sie sind nicht schuld! Keiner der Ärzte hat die Patientin beschimpft, sie solle sich zusammenreißen oder nicht so disziplinlos sein. Es war allen Beteiligten klar, dass die Gewichtszunahme mit der Stuhltransplantation zu tun haben musste, denn das sich entwickelnde Übergewicht stand in einem eindeutigen zeitlichen Zusammenhang mit dem Stuhltransfer. Ein Blick auf die Spenderin des Stuhls, die Tochter der Patientin, gab letztendlich den Hinweis: Die Tochter war im Gegensatz zur Mutter nämlich stark übergewichtig. Durch die Stuhltransplantation wurde das Übergewicht der Tochter gemeinsam mit den Darmbakterien auf die Mutter übertragen.

Behalten Sie diese Geschichte bitte im Hinterkopf, wenn Sie das nächste Mal gut gemeinte Ratschläge von Freunden und Bekannten hören, dass Ihr Hüftspeck lediglich von Ihrem Essen und dem wenigen Sport kommt, den Sie machen. Unser Körper ist viel zu kompliziert, um ihn auf diese zwei Variablen zu reduzieren. Leider ist es Wissenschaft-

Gemüse ist, wie gesagt, nicht nur aufgrund seiner geringen Kalorien wichtig für ein gesundes Körpergewicht. Es hat darüber hinaus positive Wirkungen auf unser Mikrobiom als sogenanntes Präbiotikum. Wir können für eine ausgeglichene Darmflora sorgen, indem wir gesunde Bakterien zuführen (Probiotika), aber auch indem wir gute Bakterien anfüttern (Präbiotika). Unter Probiotika verstehen wir lebensfähige Mikroorganismen, die sich in unserem Darm ansiedeln können. Hierzu gehören zum Beispiel Milchsäurebakterien oder bestimmte Hefen. Präbiotika hingegen sind verdaubare Lebensmittelbestandteile, die das Wachstum und die Aktivität unserer Darmbakterien fördern. Hierzu gehören Ballaststoffe, wie wir sie zum Beispiel in einigen gegorenen Lebensmitteln oder Gemüse finden.

lern bislang nicht gelungen, ein Normalgewicht mithilfe von Stuhlgang zu transportieren. Es wäre zu schön, wenn wir unseren übergewichtigen Patienten einfach nur den Stuhlgang von normalgewichtigen Menschen zuführen müssten. Aber wie gesagt, die Wissenschaft des Mikrobioms ist erst am Anfang und vielleicht werden wir in den nächsten Jahren hier einiges erfahren. Sicher ist aber heute schon, dass unsere Nahrung einen enormen Einfluss auf das Mikrobiom in unserem Darm hat.

Industriell prozessierte Lebensmittel können auf der anderen Seite unsere Darmflora bedeutsam schädigen und vielleicht über diesen Umweg sogar zu Übergewicht führen – ganz unabhängig von ihrem Kaloriengehalt. Teile unseres Stoffwechsels sind eigentlich wie eine Blackbox, eine Schachtel, in die wir nicht hineinschauen können. Wir wissen nicht genau, was wir an Energie zuführen und wie sie im Körper aufgenommen wird. Und wir wissen nicht genau, wie viel wir davon verbrauchen, wegzittern oder ausschwitzen und wie viel wir wirklich einlagern.

All diese Gedanken gingen mir damals durch den Kopf, als ich mit meinen knapp 90 Kilogramm Trockengewicht auf der neuen Badezimmerwaage stand. Wie sollte ich es angehen, wieder auf ein Normalgewicht zu kommen, mit all diesen unsicheren Faktoren, die mein Körpergewicht bestimmten? Ein wichtiger Schritt hin zum Normalgewicht war direkt unter mir: meine Waage.

Mein neues Mindset

Sicherlich sind viele der Faktoren, die unser Körpergewicht bestimmen, wissenschaftlich noch nicht bekannt. Aber trotz des lückenhaften Wissens können wir auch heute schon Erfolge erzielen.

Das müssen Sie wissen

Präbiotika

Präbiotika sind unverdauliche Inhaltsstoffe von Lebensmitteln, die vor allem von Bifidobakterien in unserem Darm als Nahrung genutzt werden können. Hierdurch wird das Wachstum von nützlichen Darmbakterien unterstützt und das von schädigenden Bakterienstämmen gehemmt.

Man kann Präbiotika auch zur Verbesserung der Verdauung nutzen: Wenn man mindestens 8 g Präbiotika pro Tag zu sich nimmt, erhöhen sich sowohl Stuhlgewicht als auch Stuhlfrequenz, auf Deutsch: Tschüss, Verstopfung!

Folgende Lebensmittel haben eine besonders ausgeprägte präbiotische Wirkung:

- Artischocken
- Chicorée
- Lauch
- Zwiebeln
- Knoblauch
- Weizen
- Roggen
- Bananen
- Spargel
- Schwarzwurzeln
- Topinambur

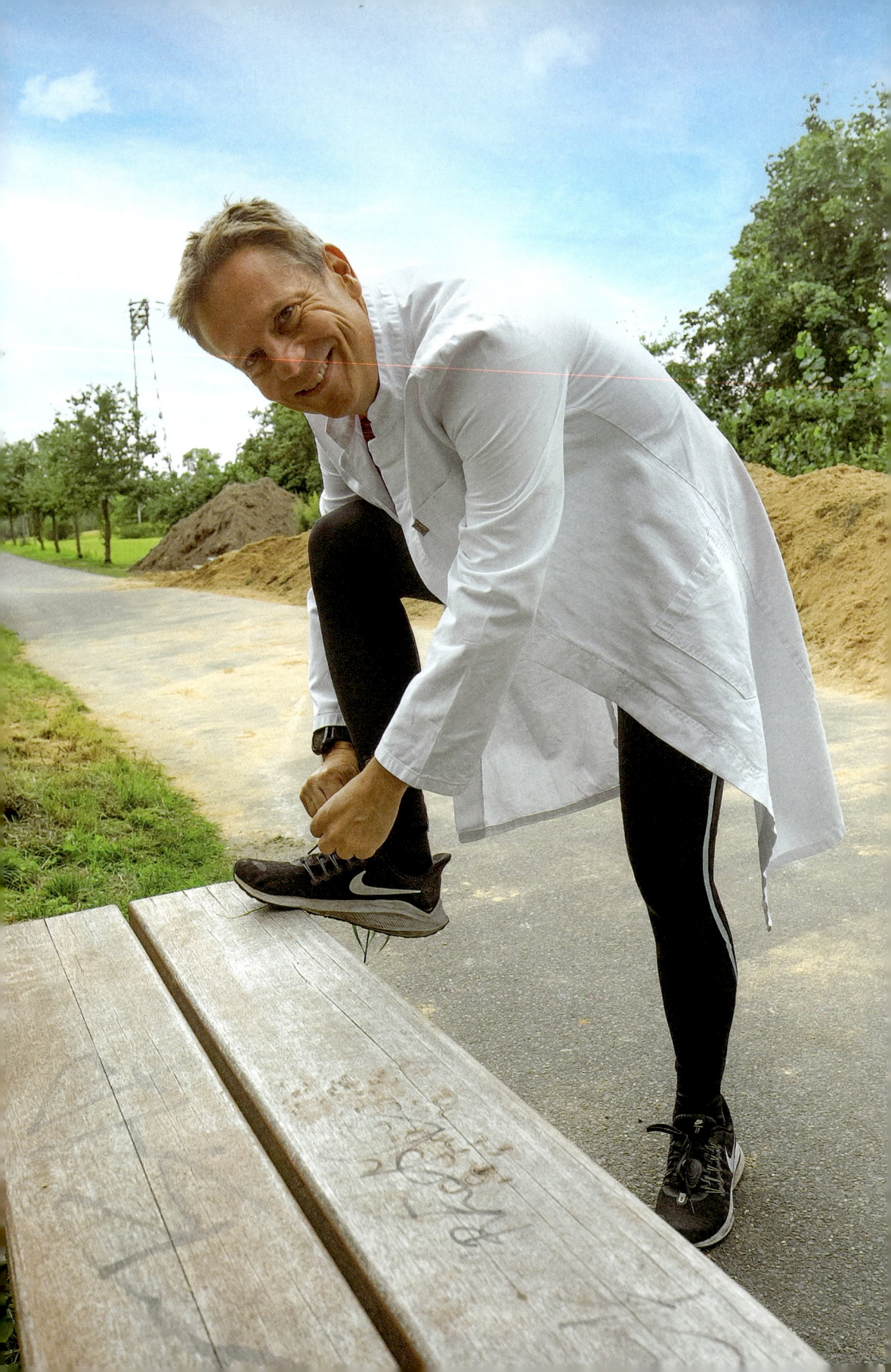

7

In 8,35 Monaten zum Erfolg

Die Waage ist ein wunderbares Instrument. Sie zeigt mir unverblümt das Endresultat aller Stoffwechselwege in meinem Körper an. Egal, wie stark mein Mikrobiom die Aufnahme von Energie in meinem Magen-Darm-Trakt beeinflusst, egal wie viel ich zittere oder bebe, wie viel ich renne oder schlafe – am Ende steht eine Zahl auf der Waage, die mir eine Information darüber gibt, wie es um meinen Energiestoffwechsel in der letzten Zeit bestellt war. Natürlich hat auch eine Waage ihre Einschränkungen. Die bloße Kilogrammzahl lässt außen vor, wie viele Muskeln an meinem Gewicht beteiligt sind und ob ich durch die lange Autofahrt gestern lediglich Wasser eingelagert habe. Aber durch die Waage hat man einen guten Anhaltspunkt darüber, was gerade im eigenen Körper gewichtstechnisch los ist – auch ohne Body-Impedanz-Messung der Körperzusammensetzung.

Da die Reduktion des Körpergewichts eine Langzeitaufgabe ist, spielen Tagesschwankungen eine geringe Rolle. Es kommt auf den Trend an. Oder wie mir der Experte der Deutschen Gesellschaft für Ernährung sagte: Die Kurve muss nach unten gehen, sonst hast du zu viel gefressen! Aber machen wir uns nichts vor: Bei den meisten von uns Dicken ging die Kurve immer mal wieder nach unten. Das Problem war eher, dass sie auch wieder nach oben ging.

Ich stand also auf der Waage und schielte an meinem Bauch vorbei auf die grausame Zahl, die auf dem Display zu lesen war. Ein seltsames Gefühl der Motivation durchströmte mich. Ich, der »Gesundmacher«, konnte es vielleicht schaffen! Ich konnte mein Gewicht vielleicht nicht nur reduzieren, sondern die Kurve auch unten halten. Ich wusste von der Blackbox unseres Stoffwechsels und wusste, dass ich mich nicht auf die Kalorien-Packungsangaben der Nahrungsmittelhersteller verlassen konnte. Ich wusste, dass ich meinen eigenen Energieverbrauch nur bedingt einschätzen konnte. Aber ich hatte eine Waage. Und ein Ziel. Und eine hohe Motivation! Was konnte da noch schiefgehen?

Eine der seltsamen Fehlwahrnehmungen in der heutigen Zeit besteht darin, dass wir irgendwie alle das Gefühl haben, alles im Leben erreichen zu können, wenn wir nur ausreichend motiviert sind. Dieses »Du kannst alles schaffen, wenn du es nur wirklich willst« ist allerdings trügerisch. Verstehen Sie mich bitte nicht falsch: Es ist toll, wenn

Sie motiviert sind. Ich muss Ihnen aber leider sagen, Motivation ist meistens nicht einmal die Energie wert, die man aufbringen muss, um »Ich bin so motiviert!« zu sagen.

Das müssen Sie wissen

Motivation ist nett. Und das war's auch schon.

Denn Motivation kommt und Motivation geht. Wir dürfen uns nicht allein auf sie verlassen, denn nur selten hält sie lange genug an, um weitreichende und anhaltende Veränderungen zu bewirken. Und da eine dauerhafte Gewichtsabnahme von heute auf morgen nicht funktioniert, brauchen wir einen langen Atem. Nur in den seltensten Fällen reicht Motivation allein aus, um das Verhalten und den Lebensstil nachhaltig zu verändern. Diese Motivation, die ich damals auf meiner Badezimmerwaage verspürte, trug sicherlich wesentlich dazu bei, dass meine Reise zum Normalgewicht möglichst sofort starten wollte. Aber keinesfalls hätte mich diese Motivation über Jahre hinweg allein tragen können. Auch wenn meine damalige Motivation hilfreich gewesen wäre, einige Kilogramm abzunehmen, hätte sie sicherlich nicht ausgereicht, über Jahre hinweg das erlangte Normalgewicht auch zu halten. Denn wie gesagt: Motivation kommt und Motivation geht wieder.

Ich hätte mir natürlich immer wieder die erste Staffel von dem »Gesundmacher« anschauen und mir vor Augen führen können, wie es damals war, so dick zu sein. Aber ganz ehrlich: So richtig erinnere ich mich gar nicht mehr daran, wie es eigentlich wirklich war. All diese Erinnerungen sind in meinem Gehirn etwas verblasst. Und meine Motivation ist damit von ganz allein zurückgegangen.

Wir brauchen mehr als reine Motivation. Was wir brauchen, ist ein Plan und eine Strategie. Was glauben Sie: Wie lange dauert es, bis sich ein neues Verhalten in unserem Leben automatisiert? Einen Tag? Eine Woche? Einen ganzen Monat? Dieser Frage sind Ärzte und Wissenschaftler bereits in den 50er-Jahren des vorigen Jahrhunderts nachgegangen. Der Schönheitschirurg Maxwell Maltz bemerkte, dass seine Patienten durchaus einige Zeit brauchten, um sich an die neuen Brüste an ihrem Körper oder die veränderten Nasen in ihrem Gesicht zu gewöhnen. Ganz so einfach ist es nämlich nicht, wenn einem plötzlich ein anderes Gesicht aus dem Spiegel entgegenblickt – man muss sich an sich selbst gewöhnen und lernen, mit dem neuen Ich zu leben.

Maltz beobachtete damals, dass seine Patienten nach ungefähr drei Wochen nicht mehr ganz so erstaunt waren, wie sie nach den Operationen aussahen. Er schlussfolgerte: Menschen brauchen drei Wochen, um sich anzupassen. Drei Wochen. Diese Beobachtung deckte sich mit ähnlichen Erfahrungen von Ärzten der damaligen Zeit. So brauchten Patienten, deren Gliedmaßen amputiert werden mussten, ebenfalls ungefähr drei Wochen, um keine Phantomschmerzen mehr zu spüren. Der Gedanke war geboren und die Zahl stand fest: 21 Tage, dann sind wir ein anderer Mensch. Über diese Erkenntnisse schrieb Maltz im Jahr 1960 ein Buch mit dem Titel *Psycho-Cybernetics*. Dieses Buch wurde ein Weltbestseller, und seitdem glauben viele Menschen: Verhaltensänderungen dauern drei Wochen.

Leider muss ich Sie jetzt enttäuschen. Wenn wir unsere Verhaltensweisen in nur drei Wochen verändern könnten, müsste ich mich lediglich lächerliche drei Wochen durch ein neues Verhalten quälen und dann würde es zu einem Teil meiner neuen Persönlichkeit werden. Wie einfach wäre das denn? Sie könnten dieses Buch zuklappen, sich drei Wochen nur noch von Salat ernähren und joggen gehen und wären danach für immer ein anderer Mensch. So absurd es klingt, es war tatsächlich über viele Jahre hinweg die vorherrschende Meinung unter Wissenschaftlern. Der gesunde Menschenverstand zeigt uns allerdings etwas anderes: Wenn Verhaltensweisen nach nur drei Wochen Training zur Normalität werden würden, wären wir Menschen kaum überlebensfähig. Nach jedem Sommerurlaub könnten wir uns kaum noch in die normale Alltags-Arbeitswelt zurückgewöhnen. Wir würden morgens nicht mehr aus dem Bett kommen, jeden Mittag enttäuscht sein, wenn keine frischen Meeresfrüchte auf dem Tisch stehen, und abends gelangweilt ins Bett fallen, weil es keine Animation und Polonaisen gibt.

Aber auch wenn Sie keinen sommerlichen Cluburlaub machen, wäre eine zu schnelle Integration von neuen Verhaltensweisen als Standardprogramm in unserem Leben eine Katastrophe. Unser Körper dürstet nach Homöostase, also nach dem Beibehalten des aktuellen Zustandes. Wenn wir zwei Tage über die Stränge schlagen und das sofort zu einem Übergewicht führen würde, wären wir einfach nicht lebensfähig. Genauso wäre eine dreiwöchige Diät mit einem daraus folgenden dauerhaften massiven Gewichtsverlust unser Todesurteil. Um zu überleben, muss unser Körper ständig regeln, gegensteuern und sich gegen Veränderungen zunächst zur Wehr setzen.

Erst im Jahre 2010 veröffentlichte die Psychologin Phillippa Lally eine breit angelegte Studie zu dem Thema, wie Verhaltensweisen in unserem Leben geprägt werden. Ihre Arbeit führte zu der Erkenntnis, dass es zwischen 18 und 254 Tagen dauert, bis sich ein neues Verhalten festigt. Ich gebe zu, das ist eine sehr ungenaue und breit angelegte Zeitspanne. Aber so funktioniert unser Körper nun einmal. Es gibt durchaus Verhaltensweisen, die sich schnell festigen können, andere hingegen benötigen eine halbe Ewigkeit. Unser Gehirn und unser Körper sind komplex.

Zurück zu unserem eigentlichen Thema, der Gewichtsreduktion. Aus den Untersuchungen zur Verhaltensänderung wird klar: Kurzfristig angelegte Diäten führen nicht zu veränderten Gewohnheiten. Oder wer von Ihnen hat schon eine Diät über 254 Tage durchgeführt? Und ich setze sogar noch eins drauf: Wenn Sie nicht nur Gewicht abnehmen möchten, sondern Ihr Zielgewicht über längere Zeit, vielleicht sogar ein Leben lang, halten möchten, müssen Sie die

neuen Verhaltensweisen auch Ihr gesamtes Leben lang beibehalten. Ihr neues Verhalten wird Ihr neuer Lifestyle und muss dazu Teil Ihrer Persönlichkeit werden. Denn sonst wird die Kurve auf der Waage wieder unweigerlich nach oben gehen.

Die Nachricht, dass Sie teilweise 254 Tage brauchen, um ein neues Verhalten einzuüben, ist vielleicht gar nicht so schlimm, da das neue Verhalten sowieso Teil Ihrer Persönlichkeit werden wird. Es wird aber deutlich, dass Sie sich nur Verhaltensweisen angewöhnen sollten, die zu Ihnen passen und an die Sie sich ein Leben lang halten wollen. Aber auch bei Verhaltensmustern, die Ihnen zusagen, muss Ihnen klar sein: Die erste Zeit des Trainings wird nicht leicht sein. Unser Gehirn muss sich anpassen, und das ist teilweise schmerzhaft und anstrengend. Und genau hieran scheitern herkömmliche Diäten und Gewichtsreduktionspläne. Training von neuen, anstrengenden, vielleicht sogar etwas unangenehmen Verhaltensweisen macht einfach keinen Spaß. Und bis die neuen Verhaltensweisen integrativer Teil unseres Selbst werden, vergehen im ungünstigen Fall 254 Tage, also immerhin fast achteinhalb Monate. Eine Zeitspanne, in der viel passieren kann. Das Gewicht könnte kurzfristig wieder hochgehen (»Die Diät bringt nichts. Dann esse ich lieber wieder wie zuvor«). Ich könnte mich unwohl fühlen (»Diese Ernährungsweise ist nicht gut für mich, ich höre sicherheitshalber wieder auf damit«). Es könnte ein anderer Trend beworben werden

(»Das habe ich auch noch nicht versucht. Vielleicht geht es damit ja schneller«).

Es ist wie im Sport: Ein Training ist immer das Üben von Unzulänglichkeiten. Nur wenn wir an unseren Schwächen arbeiten, werden wir über uns hinauswachsen können.

Das müssen Sie wissen

Training ist das Üben von Unzulänglichkeiten. Verlassen Sie also Ihre Komfortzone und machen Sie sich das Leben etwas schwerer.

Aber das Arbeiten an unseren Schwächen ist unangenehm und nur weil wir so super motiviert sind, stehen wir das in den seltensten Fällen über einen längeren Zeitraum durch. Wenn wir unser Übergewicht therapieren wollen, reicht es außerdem in der Regel nicht aus, nur eine Verhaltensweise zu ändern. Meistens ist eine Vielzahl von unterschiedlichen Lifestylefaktoren anzupassen, was die Situation noch weiter kompliziert macht.

Ich bin kein Tschakka-tschakka-Guru und keinesfalls bin ich ein Verfechter einer Träum-dich-schlank-Methode, aber wissenschaftlich betrachtet wissen wir Ärzte schon lange: *Form follows function* – also die Form folgt der Funktion. Im Rahmen einer kieferorthopädischen Therapie wird zum Beispiel dauerhaft ein leichter Druck auf verschiedene Zähne ausgeübt. Dieser Druck führt dazu,

dass sich an der druckabgewandten Seite Knochen abbaut und an der druckzugewandten Seite neuer Knochen aufbaut. Hierdurch wandert der Zahn langsam von einem Ort im Knochen zum anderen. Die Betonung liegt hierbei auf »langsam«. Denn wenn Sie durch einen zu kräftigen und zu schnellen Druck, wie beispielsweise einem Faustschlag, auf einen Zahn einwirken, wird er auch seinen Ort verlassen – aber vielleicht auch den ganzen Knochen und den Körper und schließlich auf dem Boden liegen.

Die langsame Ortsänderung des Zahnes ist aber ein schönes Bild für das, was in unserem Körper passiert, wenn wir vorsichtig, aber nachhaltig Veränderungen einführen. Und hierbei folgt die Form der Funktion. Wenn ich immer wieder Treppen steige, werden sowohl meine Hüften als auch meine Knie beweglicher, aber auch die Muskulatur der Waden und Oberschenkel wird gekräftigt. Irgendwann sehen meine Beine aus wie die Beine eines Treppensteigers. Die Funktion *Treppensteigen* führte zur Form *Wadenmuskulatur* – oder andersrum ausgedrückt: Die Form folgte der Funktion. Ich persönlich bin allerdings der Meinung, dass wir die Kette Form-folgt-Funktion noch um einen Punkt erweitern sollten, nämlich um den Punkt *Denkweise*. Auf Englisch klingt es natürlich schöner: *Form follows function follows mindset*. Lassen Sie mich diesen Gedanken mit einer kurzen Geschichte aus meinem Leben verdeutlichen:

Ich laufe sehr gerne. Und wenn ich laufen sage, meine ich rennen, also joggen. Anfänglich war es für mich gar nicht einfach, mich rennend auf meinen eigenen Beinen fortzubewegen. Ich war einfach zu schwer, alles tat mir weh und es war wahnsinnig anstrengend. Wer kein Läufer ist und versucht, mit dem Joggen anzufangen, weiß, wovon ich rede. Die ersten zehn Sekunden gehen erstaunlich einfach. Wenn man aus dem Stand losrennt, fragt man sich, was daran eigentlich so schwer sein soll. Aber nach nur wenigen Sekunden und wenigen Metern wird einem klar: Laufen ist verdammt anstrengend! Während wir die ersten Sekunden zur Energiegewinnung ATP aus unseren Zellen verwendet haben, brauchen wir schon nach kurzer Zeit Kohlenhydrate und nach noch längerer Zeit auch Fettsäuren, um den Energiehunger unserer Zellen zu stillen. In diesem Moment verschwindet die Leichtigkeit des Laufens und es wird richtig anstrengend. Dennoch liebe ich es, durch die Gegend zu traben, meine Gedanken schweifen zu lassen und meinen Körper und das Leben zu spüren, auch wenn es anfänglich einiges an Überwindung gekostet hatte. Ich weiß nicht, ob ich wirklich 254 Tage brauchte, bis meine morgendlichen Joggingrunden zur Gewohnheit wurden, aber es brauchte eine verdammt lange Zeit. Irgendwann allerdings fragte ich mich nicht mehr: »Gehe ich heute joggen?«, sondern vielmehr: »Wann gehe ich heute joggen?«

Ein wesentlicher Unterschied!

Weil ich, wie wir wohl alle, nur wenig Zeit in meinem Leben habe, versuche ich meine Laufrunden in den Alltag zu integrieren, und so habe ich es mir angewöhnt, die Strecke in meine Praxis, wann immer es geht, laufend zurückzulegen. Ich spare mir dadurch unnötige Autofahrten, in denen ich mich nur sitzend und untätig über andere Verkehrsteilnehmer ärgere, und tausche diese Zeit gegen die gesunde Tätigkeit des Dauerlaufs.

Eines Morgens, als ich gerade meine Laufsachen anzog und Richtung Praxis lostraben wollte, schaute meine Frau aus dem Fenster und sagte: »Carsten, es stürmt und regnet. Soll ich dich nicht schnell in die Praxis fahren?« Sicherlich ein verlockendes Angebot, aber ich sagte: »Nein danke, ich laufe.« Auf dem Weg in die Praxis, während mir der kalte Regen in das Gesicht peitschte, fragte ich mich, warum ich mir das eigentlich antue. War es wirklich der Wunsch nach Bewegung oder eher die Selbstbestätigung, bereits am Morgen etwas für die eigene Gesundheit und das eigene Wohlbefinden getan zu haben? Irgendwie fühlte es sich für mich falsch an, das Auto zu nehmen und nicht laufen zu gehen. In diesem Moment wurde mir klar: Ich laufe, weil ich ein Läufer bin!

Vielleicht klingt das jetzt etwas seltsam, aber es ist tief in meinem Inneren verankert: »Carsten ist ein Läufer.« Und ein Läufer läuft – er lässt sich nicht mit dem Auto fahren!

Ich war aber nicht immer ein Läufer. Ich war es sogar die längste Zeit meines Lebens nicht. Was also ist passiert, dass ich nun der festen Überzeugung bin, ein Läufer zu sein? Ich denke, dass ich wahrscheinlich selbst irgendwann in meiner Vergangenheit mein Gehirn davon überzeugte, indem ich einfach so getan habe, als wäre ich ein Läufer. Ich habe mir also quasi selbst etwas vorgemacht. Da ich über eine längere Zeit immer wieder die Laufschuhe angezogen habe und mit mehr oder weniger Lust und Enthusiasmus losgetrabt bin, muss mein Gehirn irgendwann gedacht haben: »Okay, der Typ, in dessen Kopf ich mich befinde, rennt hier ständig rum. Er muss also Läufer sein. Also bin ich das Gehirn eines Läufers.« *Form follows function follows mindset.*

In diesem Moment wurde das Laufen leicht für mich. Okay, nicht ganz, denn das Laufen war selbstverständlich weiterhin beschwerlich. Es strengt die Muskeln an, das Herz muss schnell schlagen, die Luft wird knapp und Rennen ist auch nicht immer schön. Aber ich mache es, weil ich es bin. Es ist eine Verhaltensweise, die sich automatisiert hat und zum Teil meiner eigenen Persönlichkeit wurde.

»Fake it until you make it«, sagt man im Englischen, also »Tu so, als ob, bis du es wirklich schaffst«. Ich glaube, in Wirklichkeit sollte es *»Fake it until you become it«* heißen, also »Tu so, als ob, bis du es selbst wirst«. Im Falle des Laufens ist

mir sehr deutlich geworden, dass ich mein Gehirn ausgetrickst habe, ohne es zu beabsichtigen. Ich habe mir selbst vorgemacht, etwas zu sein, was ich noch nicht war. Und durch die ständige Wiederholung der Verhaltensweise (Laufen) bin ich zu etwas geworden, was ich davor nicht war (Läufer).

In den letzten zehn Jahren, in denen ich Gewicht abgenommen und gehalten habe, machten mich die veränderten Verhaltensweisen wirklich zu einem neuen Menschen. Das klingt vielleicht etwas pathetisch, aber wir alle werden im Laufe unseres Lebens zu neuen Menschen. Immer wieder. Oder sind Sie noch der gleiche Mensch, der Sie in der Grundschule waren? Selbst unsere Zellen und unsere Organe erneuern sich komplett über die Jahre hinweg, und selbstverständlich ändern sich auch unsere Wünsche, unsere Träume und Verhaltensweisen. Dass wir der gleiche Mensch wären, der von seiner Geburt bis zu seinem Tod durchs Leben geht, ist eine reine Illusion. Eine Illusion, die der Langsamkeit unserer Veränderungen geschuldet ist, sodass uns unser Gehirn eine kontinuierliche Geschichte unserer eigenen Historie vorspielen kann.

Die gute Nachricht dieser Geschichte: Wir können uns ändern. Und wenn neue Verhaltensweisen anfänglich auch wehtun oder anstrengend sind, sie können sich in unser Leben einbauen und automatisieren und dadurch unser Leben und unsere Gesundheit dauerhaft positiv beeinflussen. Seien Sie aber nicht böse mit sich, wenn sich das gewünschte neue Verhalten nicht sofort automatisiert. Auch dafür können Sie nichts, es ist lediglich der Schutzmechanismus Ihres Gehirns, der Zeit benötigt, bis sich eine neue Verhaltensweise festigt. Und das ist gut so, denn Ihr Gehirn wartet ab, ob das neue Verhalten auch dauerhaft gebraucht wird. Geben Sie Ihrem Gehirn die Zeit, die es braucht.

Auf der anderen Seite ist es aber auch sehr beruhigend, dass unser Gehirn so träge ist, denn es verzeiht uns dadurch all die kleinen Fehler auf unserem Weg. Wir müssen mit dem Einüben von neuem Verhalten nicht perfekt sein, der Erfolg wird sich über die Zeit dennoch einstellen. Wichtig ist, dass Sie den Weg zum neuen Verhalten genießen können. Er darf aber zu Beginn auch etwas wehtun und es darf auch anstrengend sein. Aber langfristig soll Sie das neue Verhalten ein Leben lang begleiten. Geben Sie daher gut auf sich acht.

Mein neues Mindset

Tun Sie einfach so, als ob. Denn: Form follows function follows mindset.

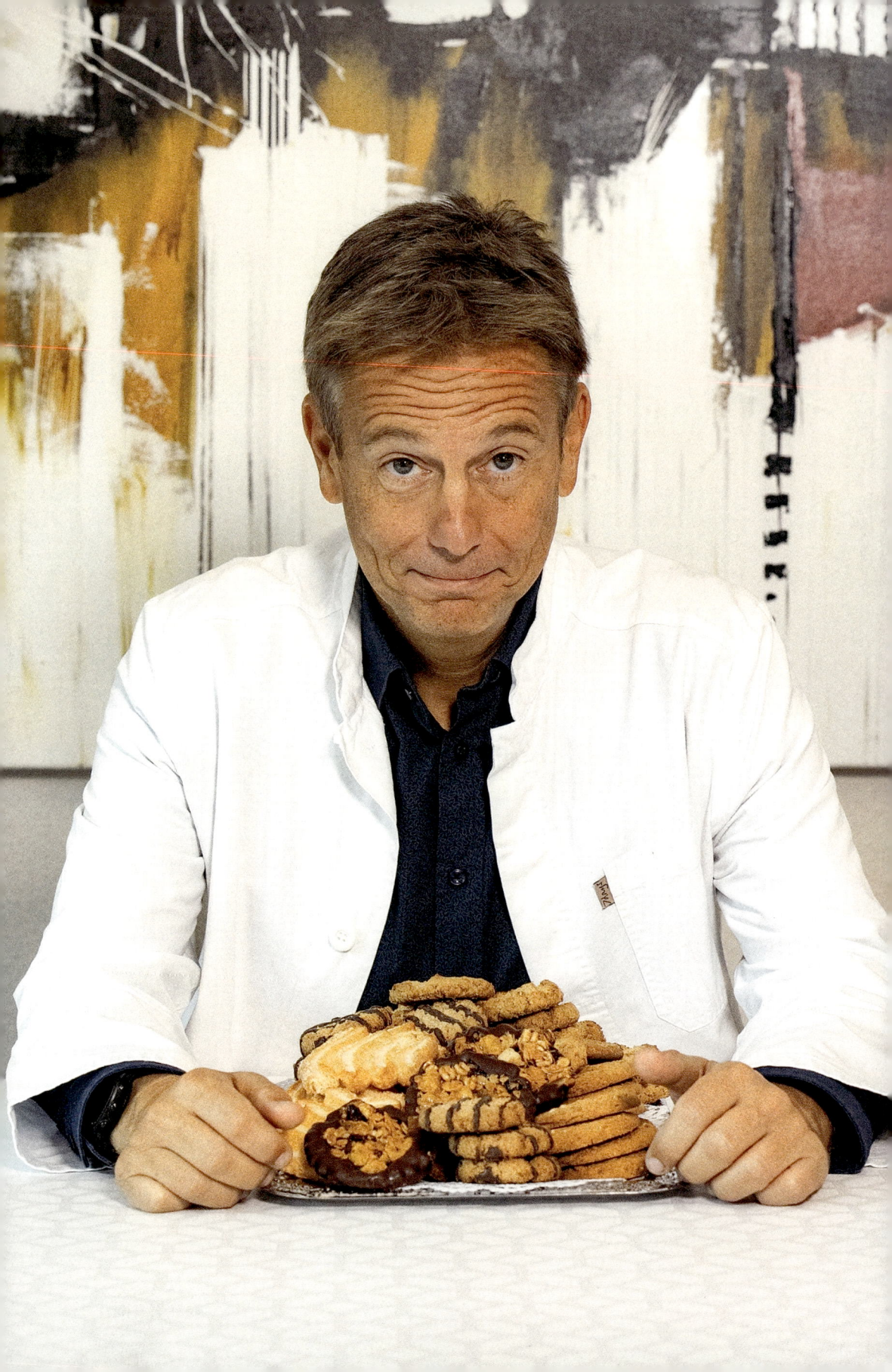

8

Mit Keksen gegen das Übergewicht

ch bin faul. So ein richtig fauler Mensch. Das bedeutet nicht etwa, dass ich in meinem Leben nichts erleben möchte und den ganzen Tag lieber auf der Couch herumliegen würde. Das bedeutet Faulsein für mich nicht. Natürlich will ich meine Zeit auf dieser Welt, soweit es geht, genießen und auskosten. Aber ich möchte mich dabei so wenig wie möglich anstrengen und quälen. Und genau das ist natürlich ein großes Problem, wenn es an das Verändern von Verhaltensweisen geht. Da es eine gewisse Energie kostet, unser Gehirn neu zu programmieren, widerspricht das »Training des neuen Ich« zunächst dem ersten Prinzip der Faulheit, nämlich »Mach möglichst wenig Anstrengendes, wenn es Alternativen dazu gibt«.

Ich wusste damals, dass eine Gewichtsreduktion nicht auf Dauer von Erfolg gekrönt sein wird, wenn ich gegen meine innersten Überzeugungen ankämpfen muss. Natürlich könnte ich auch an meinen innersten Überzeugungen arbeiten und versuchen, sie zu verändern. Aber auch das würde Energie kosten und dem ersten Prinzip der Faulheit widersprechen. Ein Teufelskreis, der dringend beendet werden musste.

Form follows function follows mindset. Wie konnte ich also mein Gehirn davon überzeugen, dass ich ein Mensch sei, der auf seine Ernährung achtet, einen aktiven Lebensstil liebt und deswegen letztendlich schlank durchs Leben geht – und mich dabei so wenig wie möglich anstrengen?

Die Antwort gab mir ein Patient in meiner Sprechstunde. Ich saß eines Morgens in meinem Sprechzimmer und rief diesen sportlichen 80-jährigen Mann auf. Kennen Sie diese drahtigen Senioren, die mit jeder Faser ihres Körpers »Sport, Sport, Sport« ausdrücken? Sie rufen bei mir immer eine Gefühlsmischung aus Bewunderung und Neid hervor. Mir war klar, dass mich dieser 80-Jährige jederzeit im 100-Meter-

Sprint, Stufenbarren oder Bungee-jumping schlagen würde. Ich würde am Bungeeseil hängend wahrscheinlich unsanft auf dem Boden aufschlagen, weil mein Gewicht mich nach unten zieht, während mein Patient bereits wieder jodelnd in luftige Höhen geschleudert würde.

Dieser drahtige Mensch, der alles das repräsentierte, was ich nicht war, sagte zu mir: »Sie haben aber ganz schön zugelegt, Doktor«, und lächelte mich freundlich dabei an.

Ich schaute gar nicht freundlich zurück und murmelte etwas wie: »Hmpf, grft, mmph!« Solche Momente können einen ziemlich den Tag versauen. Wenn Sie an der Startlinie eines Marathons stehen, dann machen Sie sich doch einmal den Spaß, drehen Sie sich zu Ihrem Nachbarläufer hin und sagen Sie: »Na, Sie sehen aber schlecht aus. Haben Sie Magen-Darm?« Sie werden sicherlich vor diesem Nachbarläufer die Ziellinie überqueren.

Unsere Seele trickst uns manchmal aus und sie ist sehr gut darin, sich emotional nach unten ziehen zu lassen. »Du bist aber blass« lässt mich den ganzen Tag im Spiegel dunkle Augenringe in meinem Gesicht sehen. »Also ich würde diese Praxis anders organisieren« lässt mich tief an meiner Kompetenz zweifeln und »Sie haben aber ganz schön zugelegt, Doktor« versaut mir den ganzen Tag.

»Ich meine das ja nicht böse«, fuhr mein Patient fort. »Aber haben Sie es schon einmal mit Keksen versucht?«

»Ja«, wollte ich rufen. »Ja, jeden Tag. Die mit Schokolade, mit Nüssen, mit Milchcreme. Deshalb sehe ich ja so aus! Sport formte diesen Körper, leider war es Ritter Sport!« Stattdessen sagte ich allerdings: »Mmpf, grnft, hmmpf!«

Mein Patient schaute mich gütig an, lehnte sich zurück und erklärte mir das Geheimnis seines eigenen Erfolges und was er mit den Keksen meinte. Und er änderte damit innerhalb weniger Minuten mein Leben.

Zusammengefasst lässt sich diese Keksstrategie wie folgt beschreiben: Es gibt eine Struktur in unserem Kopf, die nennen wir Ärzte »Gehirn«. Und in diesem Gehirn gibt es einen Bereich, den nennen wir Ärzte »präfrontaler Cortex«. Dieser präfrontale Cortex sitzt ganz vorne im Gehirn, über unseren Augen, genau dort, wo wir mit der flachen Hand dagegenschlagen, wenn wir etwas Dummes gemacht haben und die Dummheit erkennen. Diese Gehirnstruktur ist unter anderem für unsere Entscheidungen mitverantwortlich. Es ist ein Ort, an dem wir unser Leben und unsere Taten planen. Hier finden wir Lösungen für komplexe Probleme, setzen Prioritäten und erstellen To-do-Listen für die Aufgaben unseres Lebens. Der präfrontale Cortex ist eine der Regionen des Gehirns, die unsere Willenskraft repräsentiert. Sie sehen schon: Der präfrontale Cortex ist eine Stelle in unserem Gehirn, die in der heutigen Zeit relativ wichtig und schwer beschäftigt ist.

Aber unser Gehirn ist irgendwie auch nur menschlich und kann wie ein Mensch ermüden, wenn es sich sehr anstrengen muss. Und so kann es sein, dass der präfrontale Cortex erschöpft, wenn er stark beansprucht wird. Gerade wenn wir im Laufe eines Tages viele Entscheidungen treffen müssen, wird der präfrontale Cortex träge und unsere Willensstärke nimmt ab.

Jeder, der bereits einmal eine Diät durchgeführt hat, kennt dieses Phänomen. Morgens sitzen Sie im Kreise Ihrer Familie am Frühstückstisch. Der Tisch ist reichlich gedeckt: Marmelade, frische Brötchen, Schinken, Käse und das ein oder andere Frühstücksei. Aber auf dem Teller vor Ihnen befindet sich: eine Mohrrübe! Die Familie schaut Sie erwartungsvoll an. »Willst du das wirklich schaffen?«

»Ja!«, rufen Sie voller Inbrunst und beißen in die Möhre. Und wissen Sie was? Ich glaube Ihnen das sogar. Ich glaube Ihnen, dass Sie glauben, dass Sie es schaffen. Sie sind hoch motiviert, haben eine Waage im Badezimmer stehen und die Zahl auf dem Display noch im Kopf, vor sich eine Mohrrübe liegen und den präfrontalen Cortex hinter der Stirn. Aber Sie haben auch den Tag noch vor sich und mit ihm alle kleinen Entscheidungen des Alltags. Und auch hier benötigen Sie Ihren präfrontalen Cortex – und der wird im Laufe des Tages und mit jeder Alltagsentscheidung, an der er sich beteiligen muss, immer träger werden. Morgens liegt die Möhre noch einsam auf dem Teller und verspricht ein schlankes, dynamisches, ja, ein besseres Leben in der Zukunft. Aber mittags liegt neben der Mohrrübe schon ein Schnitzel und am Abend lassen Sie sogar die Möhre weg und konzentrieren sich voll auf die Currywurst mit Kartoffelsalat.

Schlagen Sie sich ruhig mit der flachen Hand gegen die Stirn. Es trifft keinen Falschen. Es trifft Ihren präfrontalen Cortex. Sie erinnern sich? Sie sind nicht schuld. Aber trotzdem müssen Sie Verantwortung übernehmen. Und hier kommen mein 80-jähriger Supersportler-Patient und seine Keksstrategie ins Spiel. Er hatte nämlich festgestellt, dass er nicht nur seinen Körper trainieren kann, sondern auch seine Willenskraft. Und genauso, wie er mit kleinen Hanteln begonnen hat, seinen Bizeps der Oberarme zu kräftigen, begann er auch mit kleinen Trainingseinheiten für seinen präfrontalen Cortex.

Das müssen Sie wissen

Wir können nicht nur unsere Muskulatur trainieren, sondern auch unser Gehirn. Neurowissenschaftler nennen das »neuronale Plastizität«. Und für uns ist es das Tor zum Schlanksein.

Keiner von uns würde auf den Gedanken kommen, völlig untrainiert in ein Fitnessstudio zu gehen, sich in die Ecke der Bodybuilder und Pumper zu setzen, um zu versuchen, eine 250-kg-Hantel zu stemmen. Natürlich beginnen wir Anfänger mit leichteren Hanteln. Oder mit einem Theraband. Oder ganz ohne Hilfsmittel nur gegen die Schwerkraft. Warum denken wir also, wir könnten eine Diät damit beginnen, untrainiert unsere gesamte Ernährung von heute auf morgen umzustellen? Nulldiät, FDH, Intervallfasten und Co. sind das ganze Programm und überfordern nicht selten unseren Willensstärke-Muskel, unseren präfrontalen Cortex. Genau wie bei einem Muskeltraining macht es Sinn, sich mit kleinen Gewichten, kleinen Veränderungen, dem Ziel zu nähern, dem Körper und dem Gehirn Zeit zu geben, sich auf Neues einzustellen und sich anzupassen. *Form follows function.* Der Kieferorthopäde bewegt den Zahn langsam durch den Kieferknochen, der Boxer schlägt ihn mit einem Schlag aus. Ich bin mir sicher, Sie wollen Ihren Zahn lieber im Knochen behalten.

»Was ist das aber jetzt mit diesen Keksen?«, mögen Sie sich fragen, während Ihnen schon das Wasser im Mund zusammenläuft. Nachdem mein Patient festgestellt hatte, dass er seinen präfrontalen Cortex im Gehirn genau wie seine Muskulatur trainieren konnte, damit seine Willenskraft für Entscheidungen nicht bereits am Morgen nach der ersten gegessenen Mohrrübe verschwindet, überlegte er sich Übungen, mit denen er dieses Training durchführen konnte. Er suchte sich sozusagen »kleine Hanteln«, die genau den richtigen Durchhaltereiz setzen, wodurch der präfrontale Cortex lernt, länger die Willenskraft aufrechtzuerhalten.

Mir als fauler Mensch kommt das sehr entgegen. Die Muskeln, die ich mir im Fitnessstudio aufbaue, helfen mir im Alltag und die Nutzung strengt mich dann eigentlich nicht mehr sonderlich stark an. Mit nur wenigen Übungen – die in dem Moment des Trainings zwar anstrengend und unangenehm sind – habe ich im Alltag einen großen Vorteil, ohne dass es mich dann noch etwas »kosten« würde. Ich kann im Alltag faul sein, weil ich zuvor strukturiert für eine kurze Zeit etwas weniger faul war.

Ähnlich ist es mit dem »Training« des präfrontalen Cortex. Wir brauchen Übungen, die, während wir sie durchführen, kurz unangenehm sind, die uns im Alltag aber einen Vorteil versprechen. Und hier kommen jetzt endlich die Kekse ins Spiel. Mein Patient hatte sich nämlich eine besonders geniale Übung ausgedacht, die unsere Willenskraft-Struktur im Gehirn stärken kann: Nehmen Sie sich einen Teller und füllen Sie ihn mit Keksen. Schokoladenkekse, cremegefüllt, mit Nüssen oder bunten Streuseln, Vanille, mit Marmelade – was immer Sie sich vorstellen können und was Ihnen das Wasser im Munde zusammenlaufen lässt. Diesen Teller voller Köstlichkeiten stellen Sie nun an eine Stelle in Ihrer Wohnung, an der Sie im Laufe des Tages immer wieder vorbeikommen. Ich zum Beispiel habe mir diesen Teller im Flur hingestellt. Und nun haben Sie eine Aufgabe: Wann immer Sie an diesem Teller vor-

beikommen, nehmen Sie sich genau –
KEINEN KEKS!

Ich weiß, das klingt ziemlich dämlich und am liebsten würden Sie nun dieses Buch zuschlagen und einen Keks essen gehen. Aber genau diese kleine Übung ist in der Lage, Veränderungen im präfrontalen Cortex zu bewirken. Das Nichtessen des Kekses ist kurzfristig unangenehm, genau wie das Stemmen einer Hantel. Das Nichtessen ist aber eine Stellvertreterhandlung für Handlungen in der Zukunft. Sie stemmen ja auch nicht die Hantel im Fitnessstudio, um im Alltag besser Hanteln stemmen zu können. Sie machen Hanteltraining, um leichter die Einkaufstaschen tragen zu können, Türen zu öffnen, Nachbarskinder hochzuheben und über den Zaun zu schmeißen, besser auszusehen und um von all den Hormonen und Stoffwechselprozessen zu profitieren, die eine gut ausgebildete Muskulatur mit sich bringt. Deshalb essen Sie den Keks auf dem Teller im Flur auch nicht, um Kalorien zu sparen. Durch die Stellvertreterhandlung des Verzichts schubsen Sie Ihr zukünftiges Verhalten in die richtige Richtung. Sie kräftigen Ihren präfrontalen Cortex.

Ein Keks hat für mich seit dieser Übung eine andere Bedeutung bekommen. Das Wort »Keks« steht nicht mehr nur für eine leckere Backware. KEKS ist für mich zusätzlich zu einem Akronym geworden: K-leine E-ntscheidung, K-leine S-chritte. Mit kleinen Schritten nähern wir Faule uns schneller dem Ziel als mit großen Schritten, auch wenn es zunächst paradox klingen mag. Aber Sie erinnern sich: Es geht nicht nur ums Abnehmen, es geht vor allem um das dauerhafte Halten des Gewichts. Und das geht nicht in einer Hauruckaktion. Denn Abnehmen ist keine Rutsche, sondern eine Treppe!

Mein neues Mindset

Es sind die kleinen Stellschrauben im Leben, die große Wirkungen haben. Das Problem ist nur, dass wir diese kleinen Dinge dauerhaft ändern müssen. Denn nur mit der Zeit kommt auch der Erfolg.

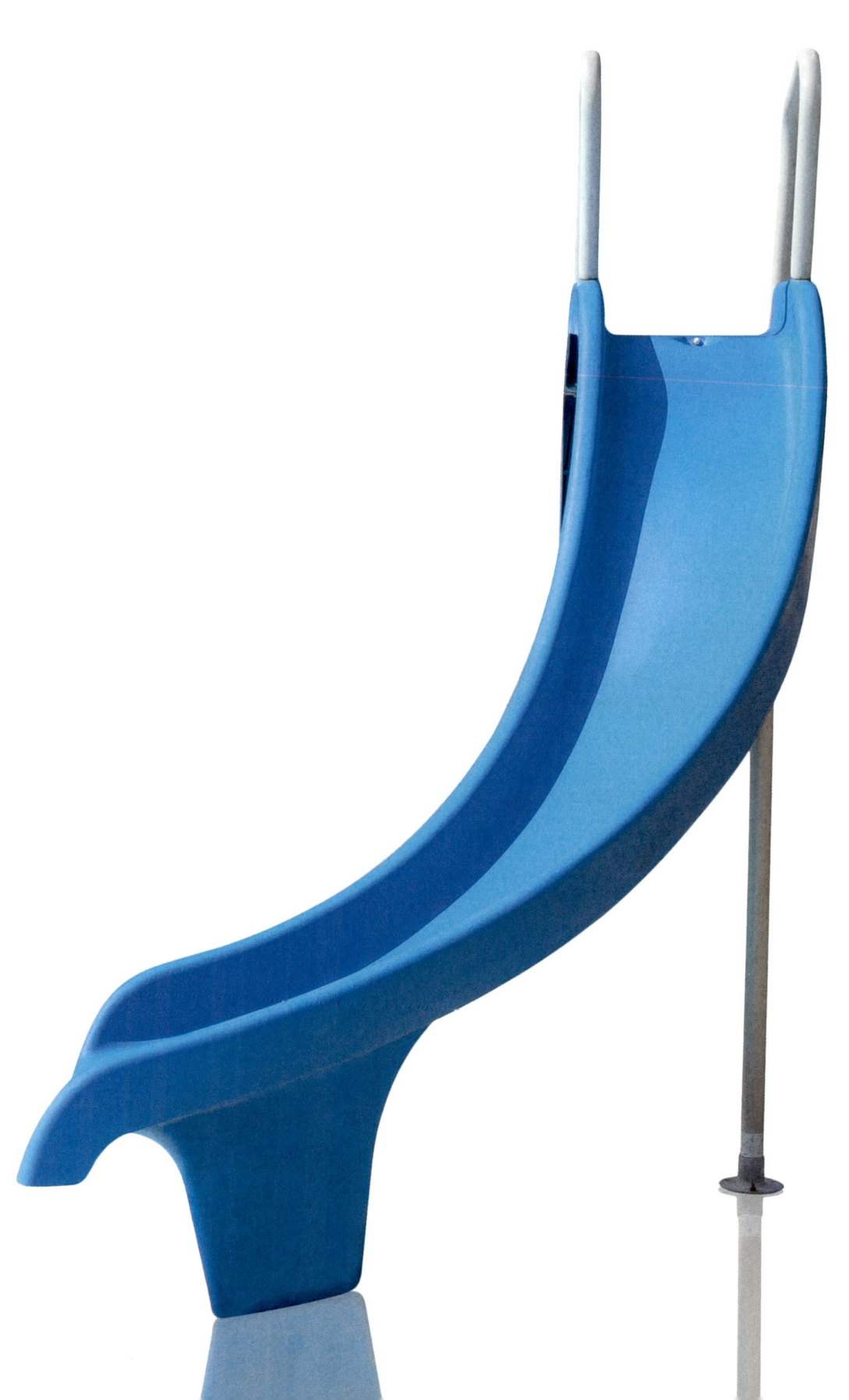

9

Stabilisieren Sie sich schlank

In dieser Tatsache liegt meines Erachtens der Schlüssel zum Erfolg einer dauerhaften Gewichtsreduktion. Es ist die Treppe und nicht die Rutsche!

Das Problem der meisten Gewichtsreduktionsmethoden besteht darin, dass die Konzentration auf die kurzen Rutschphasen gelegt wird. Letztendlich ist es total egal, mit welcher Methode wir nach unten rutschen, der Erfolg findet in der waagerechten Phase statt. Aber jede Diät verkauft sich besser mit »Nehmen Sie 3 Kilogramm pro Woche ab« als mit »Verlieren Sie 500 g in nur einem Monat und halten Sie das ein Jahr«. Okay, die Zahlen stimmen nicht und Sie werden sicherlich deutlich mehr als 500 g abnehmen, aber der Werbeslogan soll auch nur verdeutlichen, wo das Problem liegt. In den Phasen zwischen den einzelnen Rutschen werden schlanke Menschen gemacht. Das sind gute Nachrichten für uns Faule, denn diese Zwischenphasen sind nicht anstrengend. Im Gegensatz zur Gewichtsreduktionsphase müssen wir hier gar nicht viel tun, denn unser ganzes Leben, unser normaler Alltag ist eine Phase zwischen den Rutschen. Nur leider sind wir in der Vergangenheit, statt

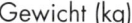 ormalerweise stellen wir uns einen Gewichtsverlust bei einer Diät in etwa wie eine Rutsche vor. Oben geht es los, und dann geht es – juhu – nach unten.

Aber so funktioniert das biologische System unseres Körpers leider nicht. Der Stoffwechsel passt sich an das veränderte Leben, die veränderte Kalorienzufuhr und unser verändertes Verhalten an und wird einfach gegensteuern – schließlich wollen wir nicht verhungern. Die Kurve auf dem Millimeterpapier wird im optimalen Fall daher eher wie eine Treppe verlaufen, also stufenweise nach unten gehen.

Und in der Tat sah mein Gewichtsverlauf auf meiner eigenen Waage auch in etwa so aus.

Gewicht (kg)

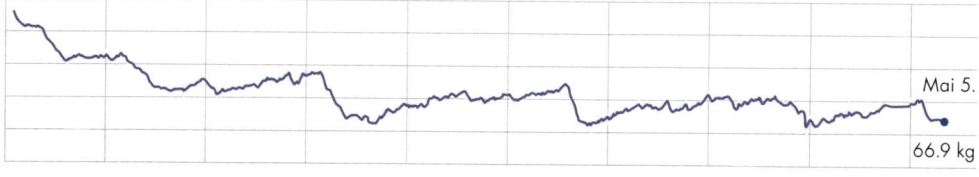

Mai 5.

66.9 kg

horizontal zu bleiben, einfach bergauf gerutscht.

Ich bezeichne mich gerne als »trockener Dicker«. Ich war dick – Korrektur: fett – und werde es immer sein, auch wenn ich heute schlank daherkomme. Mein Körper und sein Stoffwechsel erinnern sich aber an die dicke Zeit in meinem Leben und ich werde daher bis an mein Lebensende ein Dicker sein. Es ist fies und gemein, aber wenn wir einmal dick waren, haben wir über eine sehr, sehr lange Zeit einen veränderten Stoffwechsel. Und auch unser über viele Jahre an den Tag gelegtes Verhalten versucht über Jahre hinweg wieder durchzubrechen. Daher benutze ich gerne das Bild des trockenen Alkoholikers, um den Zustand der ehemals Dicken zu beschreiben. Wir sind chronisch krank, auch wenn wir aktuell schlank sind. Daher ist es wichtig, dass wir nicht wieder bergauf rutschen. Niemals. Auch nicht nur kurz. Anhand der Kurve meines eigenen Gewichts (siehe Bild linke Seite) kann man sehr gut sehen, dass die Plateauphasen eigentlich keine richtigen Plateaus waren. Es waren kleine Anstiege, kleine Erinnerungen an meine Vergangenheit, die Versuche meines Körpers, das alte Gleichgewicht wiederherzustellen. Es ist daher wichtig, diese Phasen genau im Auge zu behalten und rechtzeitig gegenzusteuern.

Das müssen Sie wissen

In der Plateauphase werden schlanke Menschen gemacht. Hier liegt der Erfolg.

In meiner Adipositas-Sprechstunde bezeichne ich die Phasen der Rutsche gerne als »Intervention« und vermeide den Begriff einer »Diät«. Wir müssen uns nicht lange auf der Rutsche aufhalten, sie ist nicht bedeutsam für unseren langfristigen Erfolg. In meiner Praxis haben wir natürlich ganz andere Möglichkeiten, unsere Patienten in der Rutschphase zu unterstützen, als man es zu Hause allein hätte. Gerade bei größerem Übergewicht stehen uns zum Beispiel einige wirklich großartige Medikamente zur Verfügung, die Gewichtsabnahme zu unterstützen. Aber auch in der spezialisierten Adipositas-Sprechstunde wird kein dauerhafter Erfolg erzielt werden, wenn wir die horizontalen Phasen aus den Augen verlieren. Es geht immer um den Wechsel von Rutschen und Stabilisieren und Rutschen und Stabilisieren.

Aber warum sind die Stabilisierungsphasen, die Plateaus zwischen den Rutschphasen, so bedeutsam? Ist es nur der langsame Stoffwechsel, der sich anpassen muss?

»Die Definition von Wahnsinn ist: immer wieder das Gleiche zu tun und andere Ergebnisse zu erwarten«, sagte Albert Einstein. Wenn wir diesen klugen Satz auf unser Bestreben, schlank zu sein, anwenden, könnte man auch sagen:

»Die Definition von einer erfolglosen Gewichtsreduktion ist: nach einer Rutschphase einfach wieder weiterzumachen wie davor.« Wenn Sie, wie ich damals, sich über einen längeren Zeitraum im Leben einige Pfunde zu viel angefuttert haben, dann reicht es halt nicht aus, eine kurze Intervention – eine Diät oder eine ähnliche Maßnahme – zu machen und zu hoffen, dass Sie danach dauerhaft schlank bleiben. Ihr Übergewicht wird wiederkommen. Denn wenn Sie in der Vergangenheit alles richtig gemacht hätten, wären Sie ursprünglich ja nicht übergewichtig gewesen.

Ein Prinzip von *Schlank für Faule* ist also eine Umkehr der Perspektive. Lenken Sie Ihre Konzentration weg von der eigentlichen Gewichtsreduktion hin zu den Phasen zwischen den Interventionen. Hier werden dauerhaft schlanke Menschen gemacht, hier findet Ihr Leben statt.

Mein neues Mindset

Konzentrieren Sie sich auf die Phase nach dem Gewichtsverlust. Hier werden schlanke Menschen gemacht. Es ist der Perspektivenwechsel von »Ich nehme ab« hin zu »Ich bleibe schlank«, der den Erfolg ausmacht.

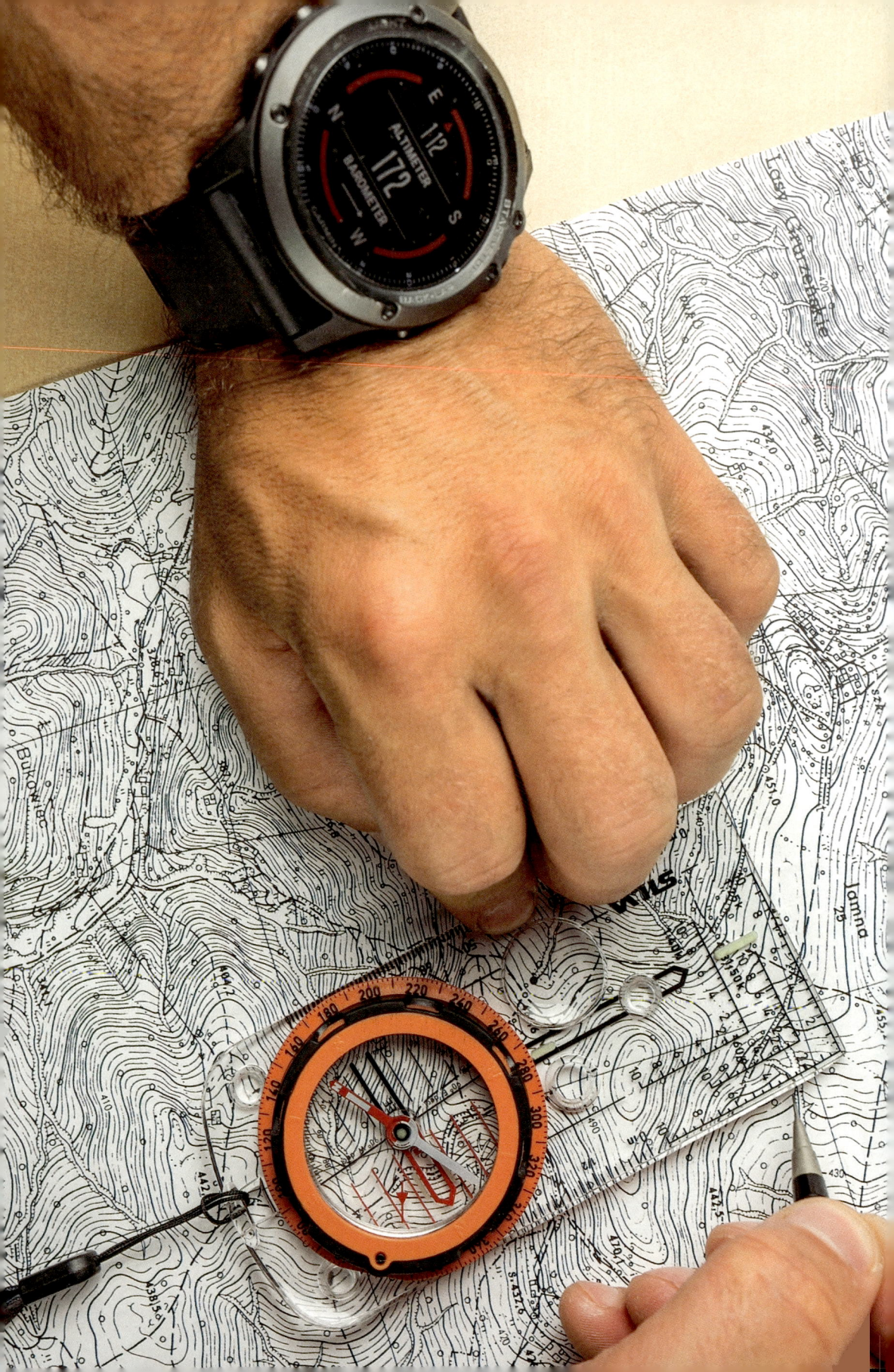

10

Was die Küste von England mit unserem Gewicht zu tun hat

Wie lang ist die Küste Englands? Mit dieser theoretischen Frage sollten wir uns einen Moment lang beschäftigen, da sie enorme Bedeutung für unser Normalgewicht hat. Nicht etwa, weil einige Engländer gerne das hochkalorische *Fish & Chips* essen und auch sonst ernährungsphysiologisch nicht immer die hellsten Kerzen auf der Torte sind. Sondern weil die theoretische Frage der Länge einer Küstenlinie unsere Betrachtung der einzelnen Abnehmphasen erleichtert.

Nehmen wir einmal an, Sie sollen die Länge der Küste von England berechnen. Eine nicht ganz einfache Aufgabe, aber Sie sind schließlich ein hoch motivierter Mensch und erstellen daher einen Plan, da Sie ja wissen, dass Motivation nicht alles im Leben ist: Ein Vermesser muss her. Sie gehen also in ein Vermessungsbüro und beauftragen den Fachmann, der sofort seinen Theodolit schultert und mit den Messungen

beginnt. Nehmen wir an, er startet an der Südküste, irgendwo in der Nähe der Hafenstadt Southampton. Er peilt Felsspitzen an, Leuchttürme der Umgebung, steckt den ein oder anderen Peilmast in den Boden und misst und rechnet und misst. Kleinere Buchten wird er in seinen Berechnungen großzügig abschneiden, denn dafür ist sein Messgerät nicht gemacht.

Während Sie den Fachmann beobachten, kommen Ihnen langsam Zweifel an der Methode. Ist es okay, diese kleinen Buchten einfach nicht in die Messungen miteinzubeziehen? Vielleicht ist das Ergebnis der Messung nicht genau genug und Englands Küstenlinie wäre viel länger, wenn man die Buchten berücksichtigen würde. Sie lassen den Fachmann weiter messen, schmieden aber einen alternativen Plan. Im lokalen Sportgeschäft von Southampton kaufen Sie sich eine GPS-Sportuhr, so eine, mit der man gelaufene Strecken aufzeichnen kann.

Diese Geräte sind in den letzten Jahren immer besser geworden und können die Lauf- oder Wanderstrecke sogar auf eine digitale Karte auf dem Computer projizieren. Außerdem sprechen Sie eine lokale Wandergruppe an, ob die Teilnehmer nicht Lust hätten, Sie bei Ihrer Aufgabe zur Vermessung von Englands Küste zu unterstützen.

Natürlich haben die Wanderer Lust, nehmen Ihre Uhr und wandern los. Zunächst nach Westen in Richtung Bournemouth. Die Wandertruppe will jeden Schritt genießen und so lassen sie auch die kleinen Buchten nicht aus, das Wasser links, die Landschaft rechts. Sie steigen über Felsen und umrunden kleine Wasserläufe. Am ersten Abend der Wanderung vergleichen Sie die Messergebnisse des Profis mit denen der Wandertruppe. Und in der Tat ist die Küstenlänge der Wanderer länger als die Küstenlänge des Vermessers. Sie haben einfach weniger vom Weg abgeschnitten.

Glücklich und zufrieden legen Sie sich ins Bett der Bed-and-Breakfast-Pension in Bournemouth, gebettet in dem Wissen, dass Sie bald wissen werden, wie lang die Küste Englands wirklich ist. Doch mitten in der Nacht wachen Sie schweißgebadet auf. Im Traum verfolgte Sie eine kleine Ameise mit einem noch kleineren Theodolit auf der Ameisenschulter. Während die Ameise scheinbar kleinste Messungen der Umgebung vornimmt, singt sie mit piepsender Stimme ein Lied:

»Jeder Stein muss mit rein,
und ist er auch noch so klein,
so will er Teil von Englands
Küste sein.«

Ihnen wird klar, dass Sie, egal wie sehr Sie sich anstrengen, niemals die genaue Länge der Küste von England herausbekommen können. Und zwar – und jetzt wird es sowohl mathematisch als auch philosophisch interessant – weil es diese Länge gar nicht gibt. Je feiner ich messe, umso länger wird die Küstenlinie. Man nähert sich keinem Grenzwert, an dem man sagen könnte: »Okay, hier ist Schluss, ich bin fertig.« Streng genommen hat die Küste gar keine Länge – oder sie ist vielmehr unendlich lang (okay, sie konvergiert unendlich zu einer endlichen Zahl, aber Schwamm drüber). Dieses Phänomen bezeichnet man als »Küstenlinien-Paradoxon«. Das Messergebnis hängt vom Maßstab ab, den man anlegt. Die Länge der Küstenlinie strebt gegen unendlich.

Aber was hat das Ganze mit Ihrem Körpergewicht zu tun? Strebt es auch gegen unendlich? Ich hoffe nicht. Aber wir können die Betrachtung des treppenförmigen Gewichtsverlaufs der Messungen unserer Badezimmerwaage ähnlich anstellen wie die Messung der Küstenlinie Englands. Betrachten wir die Plateauphasen über eine Woche oder über einen Monat? Schauen wir uns den Gewichtsverlauf über ein Jahr an oder reichen uns Messungen des letzten Urlaubs? Ab wann sollten wir nervös werden, wenn die Plateauphase verlassen wird und das Gewicht wieder ansteigt? Die Beantwortung dieser Fragen ist genauso unmöglich wie die Bestimmung der exakten Länge von Englands Küste. Es hängt immer vom individuellen Maßstab ab, den wir für die Messungen verwenden. Wir haben bei unserer Reise zum Normalgewicht allerdings einen wesentlichen Vorteil gegenüber dem englischen Vermessungsbüro und auch gegenüber der britischen Ameise: Wir kennen den Kontext.

Als lebendes System mit der Möglichkeit der Eigenreflexion sind wir Menschen uns in der Regel bewusst, was gerade in unserem Leben so los ist.

Das müssen Sie wissen

The trend is your friend. Es ist der Gewichtsverlauf und nicht der Tageswert, der zählt.

Wenn ich gestern auf einer Hochzeit eingeladen war und neben dem Spanferkel auch noch drei Stück Hochzeitstorte verputzt habe, könnte ich in der nächsten Woche eine gewisse Ahnung haben, warum meine Waage 500 g mehr anzeigt. Befinde ich mich gerade in der Plateauphase zwischen den Rutschen, kommen mir diese 500 g nicht sehr gelegen. Wenn die Hochzeit natürlich nur ein Ausrutscher war – kalorisch für Sie, nicht liebestechnisch für das Brautpaar –, sollten diese 500 g nicht viel bedeuten. Sie werden sich von alleine

wieder herunterregeln und Sie müssen nicht viel tun. Wahrscheinlich zittern Sie einfach ein wenig mehr oder haben in den folgenden Wochen ein bisschen weniger Appetit.

Das Problem ist aber, dass Sie wahrscheinlich genau wie ich ein trockener Dicker sind – und da funktioniert die Welt leider etwas anders. Wir zittern in der Regel nicht und wir haben auch weiterhin Appetit. Unser Körper strebt hin zu Größerem – oder eher: Dickerem. Die Aufgabe von uns trockenen Dicken ist es daher, die Kurve unserer eigenen Küstenlinie richtig zu interpretieren. Wir dürfen bei kleinen Schwankungen nicht in Panik verfallen, müssen aber Trends, die uns in die falsche Richtung führen, rechtzeitig entdecken und durchbrechen. Da die körpereigene automatische Regulation von ehemals übergewichtigen Menschen über lange Zeit gestört ist, müssen wir leider intellektuell mitarbeiten. Wir können uns nicht völlig auf den Autopiloten verlassen, sondern müssen das Ruder selbst in die Hand nehmen.

Eine Methode, die ich sehr zu schätzen gelernt habe, ist die *Redoo*-Methode.

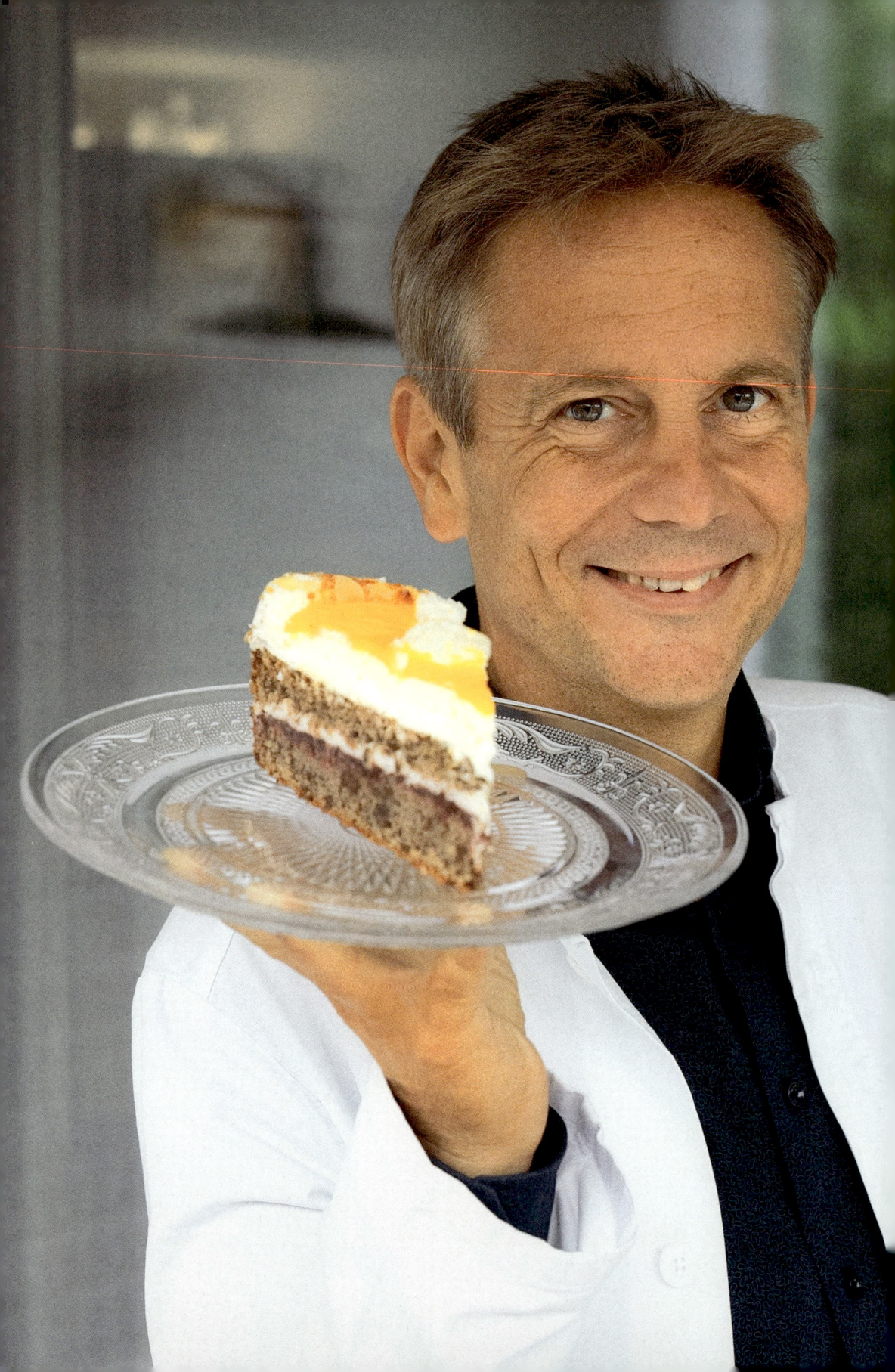

11

Machen Sie es einfach ungeschehen, oder: Der Radiergummi für Ihren Bauch

Die Redoo-Methode ist eine meiner Lieblingsmethoden für uns Faulschlanke. Redoo ist hierbei ein Kunstwort für »re« und »do«, also Englisch für »Mach es ungeschehen«. Das zweite »o« im Wort steht da nur, weil es toll aussieht. Da wir trockene Dicke Probleme mit der automatischen Gewichtsregulation haben, auf die sich andere Menschen so einfach verlassen können, müssen wir Dicke bewusst unsere Ernährung und unser Aktivitätsniveau steuern. Bleiben wir kurz bei dem Beispiel der ausufernden Hochzeitsfeier und betrachten wir die Lebensphase zwischen den Rutschen, also nicht während einer Intervention.

Ein Ziel für uns Faulschlanke ist es, ein völlig normales soziales Leben führen zu können, um nicht am Rand des rauschenden Festes mit einem Brokkoli in der Hand und schlechter Laune sitzen zu müssen. Nein, die Torte geht schon okay. Aber da wir uns die zusätzlichen Hochzeitskalorien nicht einfach abschütteln – oder wegzittern – können, müssen wir sie »ungeschehen machen«. Und hier kommt Redoo ins Spiel. Was spricht eigentlich gegen einen Entlastungstag im Anschluss an die Feier? Zu einem erwachsenen Leben gehört schließlich, dass wir Verantwortung für unsere Taten übernehmen. Und leider auch teilweise dafür, was andere Menschen uns angetan haben – wie diese verdammt leckeren Torten zu backen.

Als erwachsener Mensch kann ich mich allerdings auch sehr bewusst *für* die Torte auf der Feier entscheiden und sie dann auch ganz bewusst und voller Freude essen. Ohne Reue, ohne schlechtes Gewissen, nicht heimlich, sondern öffentlich vor all den Blicken der anderen Gäste. Aber als erwachsener Mensch sollte ich mich dann auch bewusst *für* den Entlastungstag nach der Torte entscheiden und nicht glauben, dass die zusätzlichen Tageskalorien irgendwie schadlos an mir vorüberziehen werden und sich die Sahne, der Zucker und die Geleekirschen einfach von alleine in Luft und Wohlgefallen auflösen werden.

Dieser kalorische Unverletzlichkeitsglaube ist weit verbreitet – und ich leide noch heute selbst daran. Das Croissant am Morgen macht nicht das Übergewicht am Abend. Aber die Vielzahl der Croissants machen uns im Laufe der Zeit eben doch dick. Der zeitliche Abstand von Kalorienaufnahme und Zunahme des Körpergewichts macht den direkten Zusammenhang für uns aber schwer greifbar.

Das müssen Sie wissen

Unser Körper versucht, möglichst stabil durchs Leben zu gehen. Daher treten Veränderungen im Körpergewicht meistens zeitversetzt auf. Lassen Sie sich hiervon nicht täuschen. Sie sind nicht unverwundbar – Sie sind allenfalls ein »trockener Dicker«.

Es ist ähnlich wie mit dem Gewichtsverlauf innerhalb einer Intervention – also zum Beispiel während einer Diät. Zunächst purzeln die Pfunde, egal was für eine Diät Sie gerade durchführen. Sie haben im Leben etwas geändert und der Körper reagiert darauf. Wir alle wissen, dass sich bei den meisten Diäten in den ersten Tagen vor allem der Wassergehalt des Körpers ändert. Die ersten Pfunde verschwinden nahezu mühelos.

»Tolle Diät«, denken Sie sich und erzählen allen Freunden davon. »Endlich etwas, was wirklich wirkt.« Aber nach den ersten Kilos ist dann auch schon Schluss mit Abnehmen. Das Gewicht stagniert, die Rutsche ist vorbei und das erste Plateau beginnt. Gerade als die Intervention ein wenig anstrengend wurde. Das ist ein kritischer Moment jeder Gewichtsreduktion, denn hier verschwinden der Glaube und die Motivation. Wir interpretieren den zeitlichen und kausalen Zusammenhang leider falsch, da die Regulationsvorgänge im

Körper zeitversetzt auftreten. Das Gewicht von heute hat mit dem Essen von gestern nur wenig zu tun. Wenn Sie die Intervention in diesem Moment abbrechen (»Diese Diät hilft ja auch nicht«), nehmen Sie nicht nur wieder zu, sondern die Chancen stehen gut, dass Sie sogar überschießend an Gewicht zulegen werden. Das alte Verhalten gewinnt Oberhand, dazu noch eine kleine Belohnung, weil die Diät ja so anstrengend war, sowie der aufgrund des Kaloriendefizits der Diät veränderte Stoffwechsel – und schon sind Sie schwerer als vor der Diät. Sie erinnern sich? In der Plateauphase zwischen den Rutschen werden schlanke Menschen gemacht. Hier findet das Verändern des Verhaltens statt, hier werden Sie zu einem »neuen Menschen«.

Redoo ist eine Möglichkeit, die zeitliche Fehlinterpretation zwischen Energiezufuhr und Wirkung auf das Körpergewicht zu entzerren. Wenn Sie stupide und ohne viel nachzudenken den »Hochzeitsausrutscher« mit Redoo »ungeschehen« machen, sind Sie auf der sicheren Seite und die Waage wird Sie zwei Wochen später nicht in den Wahnsinn treiben, wenn Sie die Torte schon längst vergessen haben.

Für einen Redoo-Tag gibt es viele Möglichkeiten. Zunächst einmal hängt die Stärke des Redoos natürlich vom Ausmaß des auszugleichenden Energieüberschusses ab. Ein Stück Torte zu viel erfordert nicht die gleiche Maßnahme wie einmal quer durchs Büfett gefressen. Von einem einfachen »Ich lass mal das

Abendbrot weg« bis hin zu mehreren Tagen Eiweißdiät ist alles denkbar.

In unserer Adipositas-Sprechstunde bieten wir übrigens komplette Konzepte für Redoo inklusive Formulapräparate an, so wichtig ist das Redoo-Prinzip für uns trockene Dicke und alle, die auf dem Weg dahin sind.

Aber wie finden Sie das richtige Maß des Redoo? Lässt es sich irgendwie ausrechnen? Ein Stück Torte hat ca. 500 kcal, ich sollte also ungefähr 500 kcal einsparen? Das heißt, ich renne eine Dreiviertelstunde durch den Wald oder lasse das Mittagessen des Folgetages weg? Oder die Zwischenmahlzeiten der nächsten zwei Tage? So einfach ist es leider nicht, das wissen Sie bereits. Doch Sie wissen nicht, was von der Hochzeitstorte auf Ihrer Hüfte landen wird, schließlich haben Sie direkt nach dem Essen einen Walzer getanzt. Und wie schnell wollen Sie am nächsten Morgen durch den Wald rennen? Und was essen Sie sonst so zu Mittag und welche Zwischenmahlzeiten planen Sie eigentlich? Nüsse oder Schokolade?

Letztendlich müssen wir uns auch

hier wieder auf unsere Waage verlassen und vor allem auf die Erfahrungen, die wir in unserem Leben mit unserem Gewichtsverlauf sammeln konnten. Wir sind einfach zu individuell, als dass ich hier allgemeingültige Formeln aufstellen könnte. Das Redoo-Prinzip ist immer retrospektiv. Wir müssen einen Blick in unsere eigene Gewichtsvergangenheit werfen und versuchen, daraus unsere Lehren zu ziehen. Sicherlich kann man versuchen, die zusätzlich aufgenommenen Kalorien wieder abzustrampeln oder einzusparen. Das ist ein guter Beginn, wenn man noch keine Erfahrungen sammeln konnte. Aber dann bleibt nichts weiter übrig als der ungetrübte Blick auf die unbestechliche Waage. Hat es gereicht? Was machte mein Gewicht in den Wochen nach der Hochzeit? Muss ich das nächste Mal anders gegensteuern?

Aber verlieren Sie nicht die Küste Englands aus dem Blick. In jedem Plateau gibt es Schwankungen, die unbedeutsam sind und nichts mit der Torte zu tun haben. Wenn wir tief genug in die Kurve hineinzoomen, wird das Gewicht immer schwanken. Morgens, mittags, abends. Geschenkt! *The trend is your friend*. Um ihn zu erkennen, brauchen Sie Erfahrung. Aber Sie haben ja Zeit, diese Erfahrung zu sammeln, denn eins ist klar: 10 Kilo in einem Monat gibt's nur im Märchen und auf QVC. Und nicht einmal da.

Mein neues Mindset

Unser Leben durchkreuzt immer wieder unsere Abnehmpläne. Lassen Sie sich hiervon nicht entmutigen, sondern machen Sie hochkalorische Tage einfach mit einem Redoo ungeschehen. Aber tun Sie das zeitnah und konsequent.

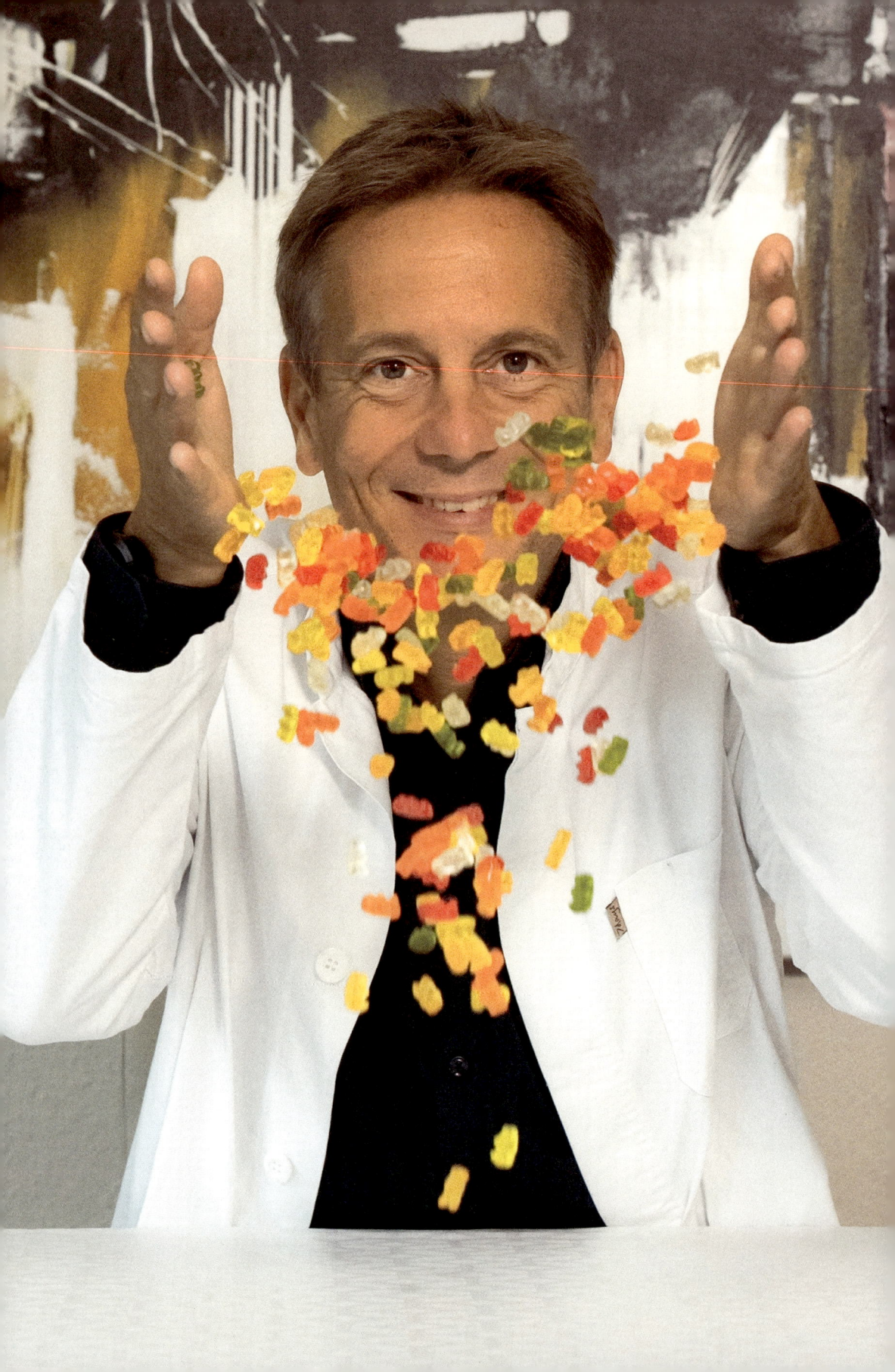

12

Diese Diät ist Käse

Ich liebe diese paradoxen Momente in meiner Praxis, wenn ich meinen Patienten etwas erkläre und im gleichen Atemzug sage, dass es eigentlich nicht stimmt. Aber unser Körper ist so dermaßen komplex, dass es keine einfachen Schwarz-Weiß-Antworten gibt. Deshalb kommt hier der nächste paradoxe Moment: Redoo ist super, aber nur die halbe Wahrheit. Für die andere Hälfte der Wahrheit müssen wir etwas tun, was ich bisher in diesem Buch vermieden habe: Wir müssen uns von der Waage herunterbegeben. Lassen Sie uns unser bisheriges Gedankenmodell zunächst einmal zusammenfassen:

1. Unser Gewicht wird unter anderem von der Energiezufuhr durch unsere Nahrung und den Energieverbrauch in unserem Körper bestimmt.

2. Die Menge der zugeführten Energie lässt sich nicht genau bestimmen, da viele Faktoren die Aufnahme in unserem Körper beeinflussen.

3. Der Verbrauch der Energie lässt sich nicht genau bestimmen, da viele Faktoren unseren Energiestoffwechsel beeinflussen und dieser hochindividuell ist und sich sogar im Laufe der Zeit ändern kann.

4. Die einzige sinnvolle Messgröße kann daher nur die Zielgröße, nämlich das Körpergewicht sein.

5. Hierfür benötigen wir ein geeignetes Messinstrument – eine Waage.

6. Es gibt aber auch bedeutsame Schwankungen der Zielgröße »Gewicht«, sodass wir auch die Messergebnisse der Waage mit Augenmaß betrachten und individuell interpretieren müssen.

7. Wir sollten das Augenmerk eher auf die Stabilisierungsphasen und nicht auf die eigentlichen Gewichtsreduktionsphasen lenken, denn sie bestimmen unseren langfristigen Erfolg.

8. Ausreißer der Kalorienzufuhr, die die Stabilisierungsphase gefährden könnten, sollten wir zeitnah korrigieren und ungeschehen machen.

So weit, so gut. Nun stellt sich aber die Frage: Was ist eigentlich eine »zeitnahe Korrektur«? Reicht es aus, wenn ich mich nächste Woche um die Hochzeit von gestern kümmere? Schließlich gibt es doch auch den Brunch am Folgetag und vielleicht ist es sogar meine eigene Hochzeit und ich bin daher sogar bei den Flitterwochen mit dabei. Wenn wir die Küste von England aus dem All betrachten, reicht eine Korrektur am Ende des Jahres vielleicht aus. Aber ganz ehrlich: Das hatten wir wahrscheinlich in unserem Leben früher schon so gehandhabt. Eine lange Zeit zu viel gegessen und dann eine Diät durchgeführt. Das ist nicht Redoo!

Nähern wir uns England ein wenig. Ist eine Woche nach den Flitterwochen in Ordnung? Oder doch besser bereits am nächsten Wochenende? Oder am nächsten Tag? Oder direkt nach der Torte? Diese Frage hatte mich eine Zeit lang bewegt und ich fand in den ersten Jahren meiner Gewichtsreise keine befriedigende Antwort darauf. Übrigens: Wenn ich von »Jahren meiner Gewichtsreise« spreche, heißt es nicht, dass ich Jahre brauchte, um schlank zu werden. Aber ich bin, wie Sie bereits wissen, ein faulschlanker, trockener Dicker. Und diese Reise dauert trotz Normalgewicht lebenslang an.

Ich konnte die Frage nach dem optimalen Zeitpunkt von Redoo lange nicht beantworten und probierte auf meiner eigenen Waage einfach einige Zeitpunkte aus – mit mehr oder weniger gutem Erfolg. Anhand meines Gewichtsverlaufs (siehe Seite 66) sehen Sie sehr eindeutig die Schwankungen über die Zeit und das Bestreben meines Körpers, sein altes Übergewicht wiederzubekommen (ja, ich rationalisiere und mache meinen Körper dafür verantwortlich und nicht mich selbst. Sehr erwachsen!).

Eines Tages aber lernte ich durch meine Tätigkeit als Fernseharzt einen weiteren Experten kennen. Und was ich von ihm lernen konnte, kam einer Revolution gleich. Ich übertreibe nicht, wenn ich behaupte, dass diese Erkenntnis mein Leben und das Leben vieler meiner übergewichtigen Patienten von Grund auf verändert hat.

Inzwischen bin ich nicht mehr der »Gesundmacher« des Westdeutschen Rundfunks, sondern moderiere die wöchentliche Livesendung *Hauptsache Gesund* im Mitteldeutschen Rundfunk. Es ist eine großartige Sendung und ich bin wahnsinnig stolz und noch immer etwas verwundert darüber, dass man mir die Verantwortung der Moderation übergeben hat. Ich erinnere mich noch an meine erste Sendung in Leipzig. Wie gesagt wird *Hauptsache Gesund* live ausgestrahlt und ich stand wie angewurzelt vor der auf mich gerichteten Studiokamera. Die Aufnahmeleiterin zählte die Sekunden zurück, die bis zur Ausstrahlung noch verblieben. Normalerweise hätte ich mich in diesem Moment sammeln und die ersten Worte der Begrüßung im Kopf durchgehen sollen. Ich dachte aber nur: »Was mache ich eigentlich hier? Ich bin doch Hausarzt und gar kein Fernsehmoderator!« Inzwischen liebe ich allerdings die Sendung und sie ist das Highlight meiner Woche. Vor allem die interessanten Gespräche mit unseren Studiogästen bleiben mir lange im Gedächtnis, denn hier werden so einige Informationen besprochen, für die in der Livesendung häufig keine Zeit bleibt.

Und so saßen wir eines Donnerstagabends in illustrer Runde und führten das Vorgespräch zwischen Redaktion,

Regie und den eingeladenen Experten. Einer der Gäste war ein Diabetologe, also ein Facharzt für Zuckerkranke. Er berichtete von einem Versuch, den er im Rahmen einer wissenschaftlichen Arbeit bei sich an der Klinik durchgeführt hatte. In diesem Versuch bekamen einige Probanden eine Handvoll Gummibärchen zu essen und eine gewisse Zeit nach dem Naschen wurde der Blutzucker gemessen.

Bis hierhin fand ich den Versuch noch recht langweilig, schließlich machen wir Ähnliches tagtäglich bei uns in der Praxis. Wir benutzen zwar keine Gummibärchen, sondern eine standardisierte Zuckerlösung, aber dieser Test ist eine gute und anerkannte Möglichkeit, eine Zuckerkrankheit frühzeitig zu diagnostizieren. Das Wort »Gummibärchen« weckte allerdings schon etwas meine Aufmerksamkeit und ich träumte von einem neuen Diabetestest in meiner Praxis, den die Patienten lieben würden.

Als der Experte allerdings weitererzählte, traute ich kaum meinen Ohren. Der zweite Teil des Versuches bestand nämlich darin, die Probanden vor den Gummibärchen Käse und Quark essen zu lassen. Vor meinem inneren Auge entstand das Bild eines kleinen Büffets in meinen Praxisräumen, mit Käse-Igel und einer Schüssel voller bunter Gummitiere. Aber was passierte in dem Experiment?

Die Probanden, die vor den zuckerhaltigen Gummibärchen die eiweißhaltigen Milchprodukte bekamen, hatten einen weniger starken Anstieg des Blutzuckers. Bitte lesen Sie den vorherigen Satz noch einmal. Oder noch besser: Ich schreibe ihn einfach noch einmal, weil er so bedeutsam ist:

Die Probanden, die vor den zuckerhaltigen Gummibärchen die eiweißhaltigen Milchprodukte bekamen, hatten einen weniger starken Anstieg des Blutzuckers.

Die gleiche Menge Gummibärchen und damit die gleiche Menge Zucker hatte eine andere Wirkung auf den Körper, wenn vorher Eiweiß gegessen wurde! Können Sie sich vorstellen, dass ich mich kaum noch auf die folgende Sendung konzentrieren konnte? Mir war klar: Wenn das wissenschaftliche Experiment des Kollegen wirklich stimmte, hätten die Versuchsergebnisse nicht abschätzbare Auswirkungen auf die Beratung aller meiner adipösen Patienten. Es wäre der Beweis dafür, dass es sehr bedeutsam ist, wie unsere Nahrung zusammengesetzt ist, und vor allem, in welcher Reihenfolge wir die Lebensmittel zuführen. Es wäre der Beweis, dass die Angaben auf den Lebensmittelpackungen wirklich nur ein grober Anhaltspunkt dafür sind, was wir unserem Körper und unserem Stoffwechsel zuführen, wenn wir es essen. Was in uns drin passiert, wird auf der Tüte nicht annähernd abgebildet. Es würde einen Unterschied machen, ob ich beim Frühstück erst das Ei esse und dann das Marmeladenbrötchen oder andersherum.

Das müssen Sie wissen

Die Reihenfolge, in der wir unsere Nahrung zu uns nehmen, spielt eine Rolle!

Und genau das behauptete der Diabetologe, der mir gegenübersaß. Auch wenn sich die Kalorienzahl der Gummibärchen durch den Käse nicht änderte, seien die Wirkungen auf den Körper völlig unterschiedlich. Ich würde zwar einige Extrakalorien durch den Käse zuführen, mein Körper würde aber von der Kombination profitieren, da der gewaltige Blutzuckeranstieg ausbliebe.

Lassen Sie uns einen kurzen und vereinfachten Blick auf das werfen, was in meinem Körper passiert, wenn ich Gummibärchen esse: Die Gummibärchen kommen in den Mund und werden zerkaut. Bereits hier beginnt schon die Aufnahme der freien Kohlenhydrate. Zucker strömt durch die Schleimhäute unseres Magen-Darm-Traktes und fließt in unser Blut, wird durch die Gefäße in den Körper transportiert und entweder verbrannt oder, zumindest zu Teilen, gespeichert: als Glykogen in der Leber oder umgewandelt als Fett in unseren Depots, die darauf warten, mich hoffentlich irgendwann nach München zu begleiten.

Der Anstieg des Zuckerspiegels in unserem Blut führt aber vor allem auch zu einer Ausschüttung von Insulin, dem Hormon, das eine unglaublich wichtige Rolle im Kohlenhydratstoffwechsel spielt. Vereinfacht gesagt sorgt Insulin dafür, dass Zucker in die Zellen des Körpers gelangen kann und aus dem Blutstrom wieder verschwindet. Aber Insulin macht mehr. Als Speicherhormon – denn es füllt schließlich unsere Speicher im Körper mit Energie – senkt es nicht nur den Blutzuckerspiegel, sondern es erschwert auch den Abbau von Fett. Wenn ich also eine zuckerreiche Mahlzeit zu mir nehme, habe ich über die Aufnahme der Kalorien aus den Gummibärchen hinaus noch mit einer Hemmung der Fettverbrennung zu kämpfen, die zeitlich sogar länger andauert. Es ist also eine doppelte Belastung für uns Faulschlanke: Kalorien aus der Mahlzeit und Behinderung der Fettverbrennung. Wenn ich nun aber durch die zeitlich vorangegangene Zufuhr eines anderen Lebensmittels, im Versuch Käse und Quark, den Anstieg des Blutzuckers bremsen kann, so bremse ich auch die Ausschüttung des Hormons Insulin. Und wenn ich Insulin bremsen kann, dann vermindere ich auch die hemmende Wirkung auf den Fettabbau.

Noch einmal andersherum ausgedrückt: Die **volle** Katastrophe beginnt mit der Handvoll Gummibärchen. Zucker rein, Insulin hoch, die Fettverbrennung wird gebremst. Eine Stunde nach den Gummibärchen eine Käsestulle gegessen, Kalorien direkt rein in die Speckröllchen. Nur die **halbe** Katastrophe tritt ein, wenn ich die Reihenfolge umdrehe: erst die Käsestulle, dann die Gummibärchen. Weniger Aufnahme von Zucker, weniger Insulin, weniger Kalorien für die Speicher.

Vielleicht ist das ja eine Erklärung dafür, dass ich gefühlt nur an einer Torte vorbeilaufen muss, um zuzunehmen, dachte ich mir. Mein erhöhter Insulinspiegel nach einer Zuckermahlzeit, der mich in den folgenden Stunden nach der Mahlzeit zu einem energieaufsaugenden Schwamm macht. Und vielleicht könnte ich das verhindern, indem ich nicht weniger esse, sondern nur die Reihenfolge verändere?

Ich besprach meine Idee mit dem Kollegen, der das Gummibärchenstudio leitete. Er lächelte mich geheimnisvoll an. »Ganz genau«, sagte er. »Jeder Mensch reagiert anders auf verschiedene Nahrungsmittel. Und das könnte eine der Erklärungen hierfür sein.«

Die Wissenschaftler wollten nun verschiedene Brote und die Wirkung auf das Gewicht der Probanden testen. Alle Brote mit gleicher Kalorienzahl, aber unterschiedlicher Nährstoffzusammensetzung. Ich wollte mir aber nicht die Zeit nehmen und abwarten, bis die ersten Ergebnisse der Studie publiziert werden. Ich wollte zur Tat schreiten. Und ich brauchte nur zwei Dinge dafür: Döner und Chips!

Mein neues Mindset

Was dem einen Menschen beim Abnehmen hilft, kann bei einem anderen Menschen sinnlos sein. Lassen Sie sich hiervon nicht entmutigen, sondern versuchen Sie herauszufinden, was Ihnen persönlich guttut.

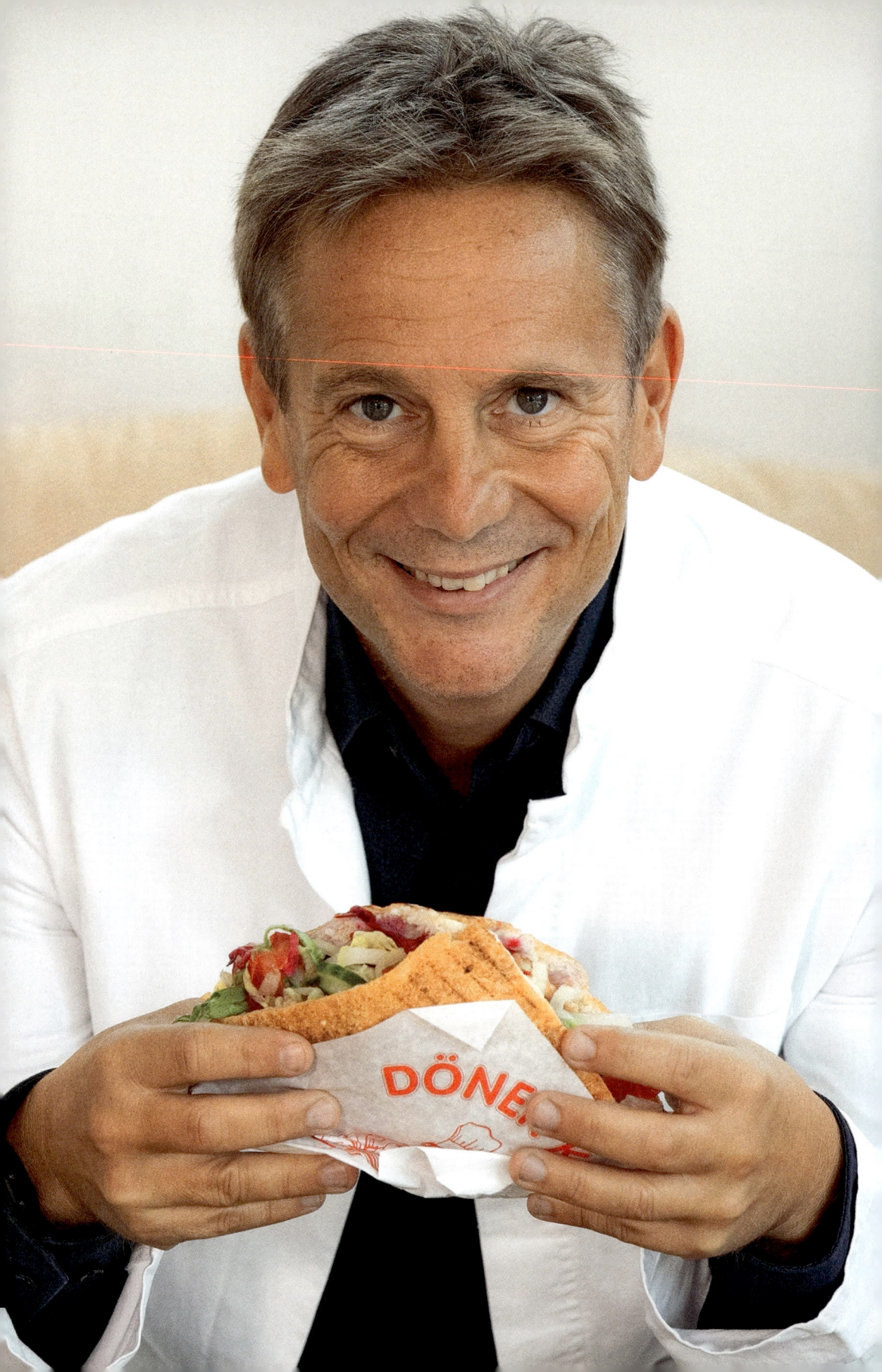

13

Diese Chips sollten Sie mal versuchen

Die Erkenntnis, dass die Reihenfolge des Essens eine wesentliche Rolle dabei spielen könnte, ob wir zunehmen, abnehmen oder unser Gewicht halten, ist revolutionär. Jahrzehntelang schauten Generationen von Abnehmwilligen auf die Verpackungen der Lebensmittel und addierten Kalorien und Nährstoffe, um sich einen möglichst optimalen Ernährungsplan zu erstellen. Aber wie vorhin schon besprochen, ist das alles eine Blackbox und wir haben nur eine ungefähre Ahnung davon, was von unserem Essen wirklich aufgenommen wird und was mit der Energie im Körper geschieht. Was verbrannt wird, was zum Aufbau von Strukturen verwendet und was in den Depots gespeichert wird.

Neben einer Vielzahl von Mikronährstoffen – also zum Beispiel den Mineralien, Spurenelementen und Vitaminen – nehmen wir drei große Gruppen von Makronährstoffen zu uns: Kohlenhydrate, Eiweiß und Fett. Der Diabetesforscher mit den Gummibärchen betrachtete in seiner Studie lediglich eine Form von Kohlenhydraten, nämlich Glukose – also Zucker. Aber wissenschaftlich ist das durchaus korrekt. Es macht Sinn, den Fokus zu beschränken, um klare Aussagen treffen zu können und sich nicht im Großen und Ganzen zu verlieren. Im Alltag sieht es natürlich etwas anders aus. In einer typischen Mahlzeit, die bei Ihnen hoffentlich nicht nur aus Gummibärchen besteht, finden sich viele weitere Inhaltsstoffe, die sich nach ihrer Aufnahme in unserem Körper aber gegenseitig beeinflussen.

Die Erkenntnis, dass eine Handvoll Gummibärchen über die eigenen Bären-Kalorien hinaus über Stunden hinweg die Fettverbrennung so beeinflussen könnte, dass später aufgenommene Kalorien anderer Mahlzeiten eher in den Fettspeichern verschwinden, war mir zwar nicht neu, aber so plastisch hatte ich mir das bis zu diesem Sendungsvorgespräch nicht vor Augen geführt. Die wirkliche Revolution war aber, dass man diesen Effekt vielleicht durch *mehr* essen vermindern konnte – und nicht nur durch *weniger* essen. »Lassen Sie doch einfach den Salat weg« war gar nicht mehr so falsch. Es war sogar noch krasser: »Essen Sie doch einfach mehr« könnte die Gewichtsabnahme beschleunigen. Ich wollte nun aber zunächst einmal am eigenen Leib testen, welchen Effekt meine Nahrung auf meinen Blutzuckerspiegel hat und ob die Reihenfolge meiner Mahlzeiten diesen wirklich beeinflussen würde.

Unseren Blutzucker bestimmen wir am einfachsten, indem wir – wie der Name schon sagt – unser Blut auf Zucker untersuchen, also auf Glukose. Am schnellsten und unkompliziertesten geht das mit einem kleinen Pikser in den Finger. Den Bluttropfen kann man dann mit einem Teststreifen, der in ein tragbares Gerät – kleiner als ein Handy – geschoben wird, analysieren und hat innerhalb weniger Sekunden ein sehr verlässliches Ergebnis. Das Problem für mich bestand nur in dem »kleinen Pikser«. Denn egal, ob wir den Pikser als »klein« bezeichnen, er ist und bleibt ein Pikser. Nennen Sie mich ruhig Weichei, aber seit Beginn meines Studiums war ich nicht in der Lage, mir selbst in den Finger zu stechen, ohne die Hand dabei wegzuziehen. Es ist ein einfacher Reflex, den ich nicht unterdrücken kann. Und so wird regelmäßig aus dem »kleinen Pikser« ein »großer Schnitt« in meiner Fingerbeere. Millionen von Diabetikern werden mich nun auslachen, denn die Blutzuckermessung am Finger gehört für sie zur Tagesroutine. Ich kann mir aber eher selbst aus der Vene in meiner Armbeuge Blut abnehmen – was ich von Zeit zu Zeit auch tue –, als in meinen Finger zu hacken. Allein die Vorstellung, dass ich über mehrere Tage hinweg vor und nach den Mahlzeiten meine Finger durchlöchere, trieb mir Schweiß auf die Stirn. Ja, ich weiß: Weichei! Glücklicherweise wurde ich kurz vor dem Treffen mit dem Wissenschaftler aus meiner Sendung auf eine medizinische Erfindung aufmerksam, die mir alle Pikser

ersparen würde: ein Sensor, der regelmäßig den Zuckergehalt im Gewebe misst.

Ich glaube, dass die Messung verschiedener biologischer Messgrößen im Alltag durch sogenannte Wearables – also tragbare Minicomputer oder Sensoren – das nächste große Ding ist. Ich selbst trage schon seit Jahren eine Fitnesswatch, die neuerdings auch als Smartwatch bezeichnet wird. Sie gibt mir regelmäßig und in Echtzeit Informationen darüber, wie viel ich mich bewege, wie schnell mein Herz schlägt und neuerdings auch, wie hoch die Sauerstoffsättigung in meinem Blut ist. Ich liebe diese Spielerei und es gibt kaum etwas Schöneres, als nach dem morgendlichen Lauf in meiner Praxis auf dem winzigen Display der Uhr lesen zu können, dass ich mein »Tagesziel erreicht« habe – eigentlich bevor ich meinen Tag so richtig begonnen habe.

Das müssen Sie wissen

Die Daten, die moderne Smartwatches liefern, können durchaus dabei helfen, einen aktiveren Lebensstil zu führen. Wenn Sie Technik mögen, dann versuchen Sie es doch einmal.

Lange hatte ich mir gewünscht, dass meine Uhr noch andere Messwerte bereitstellen könnte. So würden mich zum Beispiel meine Entzündungswerte interessieren, mein Stresslevel, die Funktion meiner Abwehrzellen, aber auch mein aktueller Blutzuckerwert. Und für genau diese Anwendung – den aktuellen Zuckerwert – gibt es jetzt einen Sensor, einen aufklebbaren Mess-Chip. Ursprünglich für Diabetiker entwickelt, wird der ca. zwei Zentimeter große und sehr flache Plastikchip auf die Haut des Oberarms geklebt und misst über eine kleine Nadel kontinuierlich und in Echtzeit den Gewebezucker des Trägers. Die »kleine Nadel« ist zwar länger als die Lanzette der Blutzuckermessung für die Fingerbeere, ist allerdings wirklich sehr weich und erstaunlicherweise nicht zu spüren. Selbst für mich Weichei keine wirkliche Hürde. Außerdem macht es nur ein Mal »piks«, denn der Chip kann für 14 Tage an Ort und Stelle belassen werden und funkt seine Messwerte direkt an das Handy.

Ich bastelte mir also so einen Chip in meinen linken Oberarm, war überrascht, dass ich die Nadel nicht spürte, wartete 60 Minuten Kalibrierungszeit ab und begann mit meinem zweiwöchigen Selbstexperiment. Meine Aufgabe: Eine Woche lang all das zu essen, was ich sonst auch so esse. Zusätzlich wollte ich aber ein detailliertes Ernährungstagebuch führen. In diese Tabelle trug ich all die Lebensmittel ein, die ich aß, aber auch meine sportlichen und weniger sportlichen Aktivitäten wie Laufen, Sitzen, Schlafen, Lesen und Marathontraining. Eine Extraspalte bekamen die Blutzuckerwerte, die ich vom Chip in mein Handy gebeamt bekam.

Nun muss man richtigerweise sagen, dass es nicht wirklich »Blutzuckerwerte«

waren, die der Chip erfasste, sondern »Gewebezuckerwerte«. Denn die Sensornadel befand sich nicht in einem Blutgefäß, sondern irgendwo unter der Hautoberfläche meines Oberarms. Das Gute daran ist allerdings, dass Blutzucker und Gewebezucker in einem klaren Verhältnis zueinander stehen. Wenn der Blutzuckerwert steigt, steigt auch der gemessene Gewebezuckerwert. Zwar mit einer zeitlichen Verzögerung von ungefähr einer Viertelstunde, aber er steigt proportional und damit vergleichbar an. Für mich ist diese leichte Messungenauigkeit unbedeutend, für einen Diabetiker, der dringend wissen muss, ob er kurz vor einer Unterzuckerung steht, reicht es nicht aus. Daher muss der Zuckerkranke von Zeit zu Zeit auch noch zusätzliche Blutzuckermessungen durchführen – ich kam allerdings um meinen verhassten Pikser herum.

Es konnte also losgehen. Als Erstes führte mich mein Weg in die benachbarte Dönerbude. Ich bin zwar vegan, aber es geht nichts über einen schönen, frischen Döner. Natürlich ohne Fleisch und ohne Soße, die ja auch tierische Zutaten hat. Aber das knusprige Brot und das knackige Gemüse lassen bei mir regelmäßig das Wasser im Munde zusammenlaufen. Und wenn ich richtig feiern möchte, nehme ich sogar einen Döner mit Falafel. Am ersten Tag meines Experiments war ich allerdings nicht in Feierlaune, also wurde es ein »normaler Döner für Spaßverderber« – also nur das Brot mit Gemüse. Und nicht nur der Döner war etwas für Spaßbremsen – auch die Messergebnisse hatten es in sich.

Ich startete den Besuch beim Grill mit normalen Zuckerwerten, mein Handy zeigte ungefähr 70 mg/dl an. Der Döner schmeckte fantastisch und ich konnte es kaum erwarten, wie sich mein Zuckerwert verändern würde. Ich ging davon aus, dass er halbwegs stabil bei 70 mg/dl bleiben würde – es war schließlich ein Döner und kein Gummibärchen. Aber weit gefehlt. Nach ungefähr 20 Minuten schoss der Wert nach oben und erreichte knapp die 200 mg/dl. Mir wurde übel. Bei einem Glukosetoleranztest in der Praxis messen wir die Blutzuckerwerte unserer Patienten nach der Gabe einer standardisierten Trinklösung. Wenn hier Werte um 160 mg/dl erreicht werden, gehen bei uns Ärzten die Alarmglocken an. Ich hatte 200 mg/dl! Ich hatte aber auch ein Handy, und das

nutzte ich sofort und rief den Experten an, den ich in der Gummibärchensendung kennengelernt hatte und der mich erst auf die Idee meines Selbstversuchs gebracht hatte.

»Ich habe 200 mg/dl – nach einem Döner«, rief ich lauter, als ich wollte.

Der Wissenschaftler lachte herzhaft am anderen Ende der Leitung. »Und jetzt glauben Sie, Sie hätten Diabetes?«, fragte er mich.

Natürlich glaubte ich das. Genau diese Werte, wie ich sie auch bei meinen Patienten in der Praxis erhebe, führen zur Diagnose einer Zuckerkrankheit.

»Wir haben einen ähnlichen Versuch mit einem Ihrer Kollegen hier in Köln durchgeführt«, versuchte er mich zu beruhigen. »Er ist ein Kardiologe, der auf dem Weg zum Notfall-Herzkatheter bei einem Herzinfarktpatienten plötzlich Gewebezuckerwerte von 180 mg/dl bei sich bemerkte. Auch hier hatte der Chip angeschlagen. Und der Kollege hatte nicht einmal etwas gegessen!«

Moment einmal! 180 mg/dl Zuckerwerte, ohne etwas gegessen zu haben? Ich verstummte.

»Sind Sie noch da?«, fragte mich der Forscher durchs Telefon.

»Ja, bin ich. Wie kann das sein? Dieser hohe Zuckerwert, ohne zu essen?«

»Stress steigert den Blutzuckerwert genauso, wie Nahrung das machen kann. Und die nächtliche Fahrt zu einem lebensbedrohlich erkrankten Patienten kann man durchaus als Stress bezeichnen.«

»Das heißt, der Kollege ist ein Diabetiker?«

»Das kann man so nicht sagen. Und Sie sicherlich auch nicht«, beruhigte mich der Fachmann. »Wir betreten hier medizinisches Neuland. Diese Gewebezuckermessungen mit Echtzeitdatenerfassung gibt es noch nicht so lange und es fehlen uns hierzu einfach Daten. Für die Diagnose einer Zuckerkrankheit brauchen wir bestimmte Grenzwerte zu bestimmten Zeiten nach definierten Glukosemengen der Testlösungen. Und keine Echtzeitmessung nach einer Dönermahlzeit.« Er lachte. »Aber vielleicht«, fuhr er etwas ernster fort, »handelt es sich bei Ihnen um eine Form eines Prä-Prä-Diabetes. Das ist eine Diagnose, die es noch gar nicht gibt – also die Vorstufe zur Vorstufe einer Erkrankung. Aber es scheint Menschen zu geben, die mit ihrem Stoffwechsel sehr sensibel auf Kohlenhydrate reagieren. Was das

allerdings bedeutet, das wissen wir noch nicht.«

Ich war zunächst beruhigt, dass mein hoher Zuckerwert nach dem Döner nicht bedeutete, dass ich an einer Zuckerkrankheit litt. Aber die Stoffwechselprozesse, die durch den Döner in mir ausgelöst wurden, waren ja trotzdem vorhanden. Und sie würden auch zu all den Prozessen führen, die letztendlich adipogen wirken – mich also dick machen: Döner rein, Zucker hoch, Insulin hoch, Hemmung des Fettabbaus und Füllung der Energiedepots. Oder abgekürzt: veganer Döner rein, nicht veganer Hüftspeck rauf! Vielleicht war der Kardiologe auf dem Weg zu seinem Notfall aber noch ärmer dran als ich: Stress an, Hüftspeck rauf!

Dieser Gedanke ließ mich eine Zeit nicht mehr los. Könnte es wirklich sein, dass viele meiner Patienten recht hatten, wenn sie sagten »Ich esse doch gar nichts und trotzdem bin ich dick«? Genau wie die meisten meiner ärztlichen Kollegen habe ich das immer mit einem Lächeln abgetan und gedacht: »Die machen sich nur etwas vor. In Wirklichkeit essen die bestimmt heimlich.«

Natürlich führt der Stress-Blutzucker des Kardiologen nicht direkt zu einer

Gewichtszunahme. Zunächst einmal bedeutet die Messung nur, dass der Körper für frei verfügbare Energie sorgt. Er stellte sozusagen Treibstoff bereit, mit dem der Körper arbeiten kann. Das Gehirn bekommt mehr Energie zum Denken und die Muskeln mehr Energie, um Kraft aufwenden zu können. Evolutionär sehr sinnvoll, denn Stress war vor allem eins: die Vorbereitung für einen Kampf oder – wie sicherlich bei meinen persönlichen Vorfahren – die Vorbereitung zur Flucht (Sie erinnern sich: Weichei!).

Die filigrane Tätigkeit der Durchführung einer Herzkatheteruntersuchung benötigt aber nicht annähernd so viel Muskelarbeit wie der Kampf mit einem Säbelzahntiger. Also wird wahrscheinlich auch der Kardiologe unter seinem Stresszucker und den Folgen zu leiden haben. Nicht nur durch die schneller angelagerten Speckröllchen, sondern auch durch den aggressiven Zucker in den Blutgefäßen, der wegen der fehlenden Muskelarbeit nicht schnell genug

verbraucht wird, aber auch durch den hohen Insulinspiegel, der das Wachstum verschiedener Körperzellen antreibt und Gefäße und Organe belastet. Stress macht krank, wahrscheinlich auch über diese Vorgänge. Ich brauchte nicht einmal einen Notfall für die Stoffwechselkatastrophe in meinem Körper – mir reichte ein veganer Döner aus.

Dass ich bereits am ersten Tag meines Selbstexperiments so viel über meinen Körper erfahren würde, überraschte mich. Ich fasste einen Plan: Zunächst wollte ich herausfinden, was um alles in der Welt falsch an diesem Döner war. Und dann musste ich eine Möglichkeit finden, weiter mit dem Döner leben zu können. Denn auf so etwas Leckeres wollte ich einfach nicht verzichten.

Mein neues Mindset

Viele Faktoren können uns dick machen – unsere Ernährung ist nur einer davon.

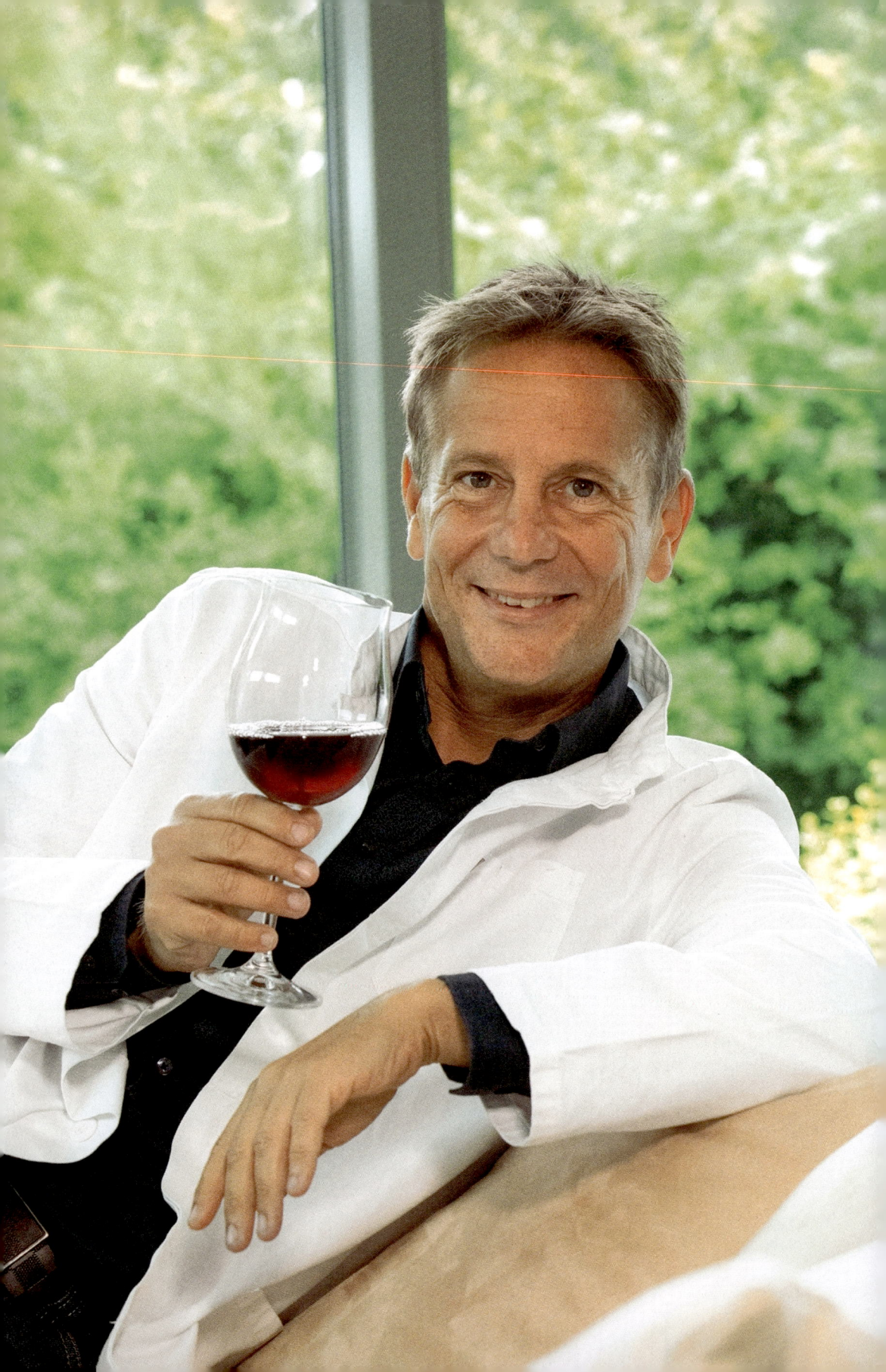

14

Sitzen ist die neue Currywurst

Der erste Teil meines selbst gefassten wissenschaftlichen Plans war einfach: Ich musste nur die einzelnen Bestandteile des Döners in einem großen zeitlichen Abstand getrennt voneinander essen und schauen, wie mein Gewebezucker reagieren wird. Und da es sich um einen veganen Döner handelte, waren die einzelnen Bestandteile von der Anzahl her sehr überschaubar: Rotkohl, Weißkohl, Zwiebeln, Mais, Tomaten und Fladenbrot. Dieser Versuch erforderte also sechs einzelne, leicht ärmliche Mahlzeiten. Ich entschied, Weiß- und Rotkohl als eine Mahlzeit aufzufassen, da ich nicht davon ausging, dass sie sich nur aufgrund ihrer Farbe in ihrer Wirkung auf meinen Stoffwechsel wesentlich unterscheiden würden. Fünf Mahlzeiten mit Pausen dazwischen also – leicht an zwei Tagen durchzuführen.

Der Besitzer der Dönerbude war etwas überrascht, als ich am darauffolgenden Morgen eine Portion Weißkohl mit Rotkohl bestellte.

»Nur Kohl? Kein Brot?«, fragte er mich.

»Kein Brot!«, sagte ich selbstbewusst.

»Keine Soße?«, fragte er mich.

»Keine Soße!«, antwortete ich.

So ging das Spiel den Tag über weiter und auch am nächsten Tag setzte es sich fort.

»Nur Zwiebeln? Kein Brot?«

»Kein Brot!«, sagte ich.

»Keine Soße?«, fragte er mich.

»Keine Soße!«, antwortete ich.

»Nur Mais? Kein Brot?«

»Kein Brot!«, sagte ich.

»Keine Soße?«, fragte er mich.

»Keine Soße!«, antwortete ich.

»Nur Tomaten? Kein Brot?«

»Kein Brot!«, sagte ich.

»Keine Soße?«, fragte er mich.

»Keine Soße!«, antwortete ich.

Überrascht war er nur, als ich dann beim letzten Stadium meines Experimentes lediglich ein Fladenbrot bestellte.

»Nur Brot? Sag mal, machst du einen eigenen Dönerladen auf und kaufst bei mir die Zutaten?« Er lachte.

Die Ergebnisse meines Selbstversuches waren zunächst enttäuschend. Der Zuckerwert veränderte sich nach den einzelnen Salatbestandteilen kaum. Selbst bei Mais und Tomate gab es nur einen geringen Anstieg, aber keinesfalls prädiabetische Werte. Ich glaubte schon daran, dass es sich beim ersten Tag und der besorgniserregenden Messung um eine Fehlmessung gehandelt haben müsste, und freute mich schon auf viele weitere Jahre voller Döner ohne Reue. Aber dann kam ich zum Fladenbrot. Mein Gewebezucker schoss in die Höhe und blieb erneut erst bei ungefähr 200 mg/dl stehen. Er sank zwar relativ zügig wieder in normale Bereiche unter 120 mg/dl, aber die Latte war gerissen, die Katastrophe war in Gang gesetzt worden, und ich sah förmlich vor meinem inneren Auge all die sauber aufgereihten Dominosteine meines gut geölten und eingespielten Stoffwechsels umkippen.

Die ersten fallenden Steine öffneten die Fettdepots, die nächsten spülten Zucker in die Gefäßwände und die Steine der hinteren Reihe sorgten für Verkalkungen, Schlaganfall, Herzinfarkt und Demenz.

Ein Fladenbrot, nicht etwa aus der Glut des Steinofens, sondern direkt aus der Hölle!

Was sollte ich nun mit dieser Information anfangen? Kurz überlegte ich, ob es Sinn machen würde, vor dem Döner etwas Käse beziehungsweise eine vegane Eiweißalternative zu verspeisen. Das würde den exorbitanten Blutzuckeranstieg sicherlich abschwächen können. Ich wollte aber etwas anderes versuchen. Das Schicksal meines kardiologischen Kollegen auf dem Weg zum Herzkatheter hatte mich nicht losgelassen.

Folgende Situation kam mir in den Kopf:

Es ist eine regnerische Nacht, Dr. Herzsprung ist gerade eingeschlafen. Er schläft einen unruhigen Schlaf, denn er hat Rufbereitschaft und zu jedem Zeitpunkt könnte ein todbringender Notfall auf ihn warten.

Dann ist es so weit. Die Ziffern seiner Smartwatch, mit der er selbst regelmäßig seinen Puls kontrolliert, zeigen gerade 03:00 Uhr an, als er den Anruf entgegennimmt: »Doktor, kommen Sie schnell«, sagt die bekannte Stimme von Schwester Edelgard am anderen Ende der Leitung. »Herr Meyer hat einen Herzinfarkt. Nur Sie, Doktor, können ihn noch retten!«

Dr. Herzsprung zögert kurz. Er betrachtet seinen eigenen Puls auf der Smartwatch, der aufgrund des Anrufes nun bereits leicht erhöht ist. »Ich komme gleich, Schwester Edelgard«, sagt er mit ruhiger Stimme. Nur ein leichtes Beben zeigt die Anspannung, die ihn umspült. »Ich muss nur noch schnell ein Stück Käse essen.«

Was zeigt uns diese Geschichte? Erstens: Ich sollte niemals Arztromane schreiben. Und zweitens: Käse ist nicht immer die Lösung. Besser wäre eine Lösung, die wir nicht *vor* einer Mahlzeit oder einer stressigen Situation planen müssen, sondern *dabei* oder *danach*. Wir sollten uns erneut vor Augen führen, warum bei unserem imaginären Dr. Herzsprung der Blutzucker in der stressigen Situation ansteigt: Der Körper macht sich bereit für einen Kampf oder eine Flucht und stellt dafür Energie bereit. Die sinnvolle

Lösung ist daher nicht ein Stück Käse – das würde in der Stresssituation sowieso nicht helfen, da der Blutzuckeranstieg nicht aufgrund von Nahrungszufuhr stattfindet, sondern aufgrund der Freisetzung aus inneren Kohlenhydratspeichern –, sondern: Kampf oder Flucht. Genau das, wofür uns die Evolution ausgestattet hat.

Ich sollte also nach meinem Fladenbrot-Döner entweder flüchten oder kämpfen. Nun macht es wenig Sinn, dem Grillbesitzer eine reinzuhauen. Das wäre sozial weder erwünscht noch zielbringend. Aber ein simuliertes Flüchten in Form eines entspannten Spaziergangs könnte schon hilfreich sein. Und genau das wollte ich versuchen. Ich kaufte mir am Folgetag einen neuen Döner.

»Einen veganen Döner ohne Soße bitte.«

»Mit Weißkohl?«

»Ja.«

»Mit Rotkohl?«

»Ja.«

»Mit Mais?«

»Ja, mit allem.«

»Mit Tomaten?«

»Jupp.«

»Mit Fladenbrot?« Ein siegessicheres Lächeln zierte das Gesicht des Grillbesitzers.

»Ja, mit Fladenbrot.«

»Endlich, Carsten. Du bist wieder normal.«

Ich nahm den Döner, verspeiste ihn und machte mich im Anschluss auf zu einem Verdauungsspaziergang. Zwanzig Minuten sollten ausreichend sein, dachte ich mir. Ich spazierte durch mein Stadtviertel und konnte es kaum erwarten, meinen Chip im Oberarm auszulesen. Schließlich ging ich in die Praxis zurück, setzte mich an meinen Schreibtisch und führte mein Smartphone zum Arm. Es piepste zur Bestätigung und ich konnte die gespeicherten Werte der letzten Stunde auslesen. In der Tat zuckte der Gewebezuckerwert kurz nach oben, erreichte aber gerade einmal die 140-mg/dl-Marke – weit entfernt von den 200 mg/dl ohne Spaziergang. Ich jubelte. Ich hatte den Döner seiner von der Evolution vorgesehenen Bestimmung zugeführt: der Energiebereitstellung. Ich war quasi vor meinem eigenen Blutzucker erfolgreich »geflüchtet«.

Das müssen Sie wissen

Das Schicksal jeder aufgenommenen Kalorie: Speichern oder Verbrennen. Und Sie haben die Wahl.

Im Laufe der folgenden Wochen – ich verbrauchte mehrere Mess-Chips – versuchte ich diese Erkenntnis auch in andere Bereiche meines Lebens zu übernehmen. Mir fiel zum Beispiel auf, dass ich immer donnerstagnachmittags hohe Gewebezuckerwerte hatte – auch ohne zu essen. Und zwar immer nach der Redaktionssitzung von »Hauptsache Gesund«. Eine Redaktionssitzung ist genau das, wonach es klingt: eine Sitzung in der Redaktion. Betonung auf »Sitzung«. Das lange Sitzen treibt meinen persönlichen Blutzucker anscheinend in die Höhe. In der Sprechstunde sitze ich zwar auch, aber ich stehe auch immer wieder auf, zum Beispiel um einen Patienten zu untersuchen oder am Tresen ein Rezept zu unterschreiben. Diese kurzen Unterbrechungen meines Sitzens sorgten laut Chip-Messungen dafür, dass sich mein Blutzucker in normalen Bereichen aufhielt. Die Sitzung im Fernsehsender ließ ihn allerdings entgleisen. Da ich nicht wollte, dass mich meine Tätigkeit im Fernsehen dick macht, führte ich einen kleinen Spaziergang nach der Sitzung ein – und siehe da: normale Werte. Ohne den Sensor wäre ich nie darauf gekommen, dass sich bei mir verschiedene sitzende Tätigkeiten unterschiedlich auf meinen Stoffwechsel auswirken.

Eine bekannte Studie an einer Sporthochschule zeigte ähnliche Ergebnisse. Die Professoren führten folgenden interessanten Versuch durch: Sie baten eine Gruppe Sportstudenten, einen typischen Büroalltag zu simulieren. Morgens ran an den Computer, die Maus und die Kaffeetasse bewegen, vielleicht mal kurz zur Toilette – das war es schon mit Bewegung. Während der Studie bestimmten die Forscher verschiedene Blutwerte, unter anderem auch den Blutzuckerwert. Und siehe da: Sie kamen zu ähnlichen Ergebnissen wie ich in meinem Selbstversuch in der Redaktionssitzung: Die Zuckerwerte der Studienteilnehmer schossen in die Höhe. Da war es auch völlig egal, dass es sich

bei den Studierenden um Sportler handelte, die abends eine Stunde um die Aschebahn rannten – der Schaden war bereits aufgetreten. So, wie es auch nicht gegen Lungenkrebs hilft, wenn man als Kettenraucher abends im Wald einmal tief durchatmet, konnte der Sport, der in einem bedeutsamen zeitlichen Abstand zum Sitzen durchgeführt wurde, die Schäden des Tages nicht mehr rückgängig machen. Diese Erkenntnisse führten zu dem bekannten Spruch: »Sitzen ist das neue Rauchen« (in unserem Fall: die neue Currywurst).

Wir sitzen zu viel und bewegen uns zu wenig, daran ändert auch das Wochenend-Marathontraining wenig. Natürlich sind auch die *weekend warriors,* also die Wochenendsportler, gesundheitlich bessergestellt als die Menschen, die sich nie bewegen. Aber es macht sehr viel Sinn, die Aktivitäten in einem engeren zeitlichen Zusammenhang zur möglichen Schädigung durch Nahrung oder Inaktivität durchzuführen. Kurz gefasst: Wenn man isst, muss man auch schnell verbrennen, sonst lagert es sich an. Und wenn man sitzt oder Stress hat, ebenfalls.

In der Studie der Sporthochschule wurde genau das getestet. Die Studierenden bekamen in der zweiten Studienrunde die Aufgabe, einmal pro Stunde vom Schreibtisch aufzustehen und Hampelmann zu machen, zu hüpfen, die Treppe zu laufen oder sich sonst wie zu bewegen. Und siehe da: normale Blutwerte! Der Tipp an abnehmwillige Menschen, sich mehr zu bewegen, sollte also eigentlich lauten, sich zeitnah zu bewegen. Bewege dich nicht mehr, bewege dich richtig, zumindest zum richtigen Zeitpunkt. Natürlich verbrennt Bewegung Kalorien und meine Joggingrunde verdampft 600 Kalorien. Aber über das reine Verbrennen hinaus hat Bewegung eine Wirkung auf den Stoffwechsel, weit mehr als uns das reine Kalorienzählen verrät. Und diese Wirkung sollten wir nutzen. Mach nicht viel – mach es richtig.

Ich wollte die Erkenntnisse meiner eigenen Echtzeit-Zuckermessungen und meiner Dönerversuche möglichst schnell auch in der Praxis testen und bot den Chip meinen übergewichtigen Patienten an. Die Idee, erst mal eine Diagnose zu stellen, ehe man eine Therapie vorschlägt, hat sich in der Medizin über Jahrhunderte hinweg durchgesetzt – scheinbar allerdings nicht bei der alltäglichen Behandlung von Übergewicht. Da werden Diäten empfohlen, Sportprogramme erstellt und Fastenkuren geplant, ohne genau zu ergründen, was das eigentliche Problem des übergewichtigen Patienten ist. Eine Diagnosemöglichkeit bietet nun dieser Chip. Ich weiß, es muss so klingen, als hätte ich diesen Sensor entwickelt und würde finanziell am Verkauf beteiligt sein. Aber weit gefehlt: Nicht nur hat mich die Herstellerfirma bislang ignoriert, ich kann als Arzt in meiner Sprechstunde diese Diagnostik auch nicht irgendwie abrechnen. Es ist einfach eine geniale Methode, mit nur wenig Aufwand ein wenig Licht in die Dunkelheit unseres Kohlenhydratstoffwechsels zu bringen.

Einer der ersten Patienten, dem ich den Sensor aufklebte, war ein im Gartenbau beschäftigter Mittfünfziger. Auch er hatte sich im Laufe der Jahre einen stattlichen Bauch zugelegt und wollte diesen gerne wieder loswerden. Im Rahmen der üblichen Diagnostik, die wir in unserer Adipositas-Sprechstunde durchführen, zeigte sich neben dem Bauchfett auch schon eine Verfettung der Leber – ein deutliches Zeichen dafür, dass das Übergewicht nicht nur ein ästhetisches Problem ist: *FOFI – Fat Outside, Fat Inside*.

Es gibt durchaus Menschen, die lediglich außen an ihren Körpern die Fettdepots gefüllt haben, die Organe allerdings weiterhin »schlank« sind. Auch das Speicherfett an Bauch und Hüfte ist am Stoffwechsel und den Entzündungsprozessen beteiligt und keinesfalls harmlos, wenn allerdings eine Organverfettung dazukommt, sollten alle Warnglocken angehen und man sollte schnell etwas gegen das Übergewicht unternehmen. Es gibt aber auch Menschen, die äußerlich schlank daherkommen, innerlich allerdings »übergewichtig« sind – sogar bei einem Normalgewicht auf der Waage. Diese Gruppe von Menschen nennen wir Ärzte *TOFIs* – eine Abkürzung für *Thin Outside, Fat Inside*. Wir diagnostizieren TOFI häufig bei einer Ultraschalluntersuchung des Bauchraumes. Die Leber leuchtet im Ultraschallbild heller, wenn sich Fett in das Lebergewebe eingelagert hat, und das führt uns auf die Spur der TOFIs. Wenn außerdem die Leberwerte im Blut erhöht sind, haben wahrscheinlich bereits Entzündungsprozesse begonnen und es ist wirklich Eile geboten.

Das müssen Sie wissen

TOFIs haben ein großes Problem: Sie sind »übergewichtig« und man sieht es nicht. Aber das gesundheitliche Risiko ist trotzdem erhöht. Da geht es uns Dicken doch besser: Wir wissen wenigstens, woran wir sind. Und wir können es ändern und sehen unseren Erfolg im Spiegel – ganz ohne Ultraschalluntersuchung.

Häufig glauben Patienten, ein übermäßiger Alkoholkonsum sei der einzige Grund für die erhöhten Leberwerte – aber weit gefehlt: Auch hier spielen wieder die Kohlenhydrate eine große Rolle. Zucker lässt unsere Leber verfetten. Sie können zu Hause ein einfaches Experiment durchführen: Nehmen Sie sich etwas Haushaltszucker und tupfen Sie einige Gramm davon auf Ihre befeuchteten Lippen. Merken Sie, wie klebrig die Lippen werden? Ähnliches passiert in Ihrem Körper, in den Gefäßen und an den Blutzellen. Die Zellwände und Oberflächen »verzuckern« und »verkleben«. Wir Ärzte nutzen in unserer Sprechstunde diesen Umstand für einen kleinen gemeinen Trick. Wenn wir die Einstellung von Diabetikern überprüfen wollen, dann messen wir den »Verklebungsgrad« der roten Blutkörperchen. Mit der »Einstellung« ist hier nicht die Lebenseinstellung zu politischen Themen gemeint, sondern die Güte der Blutzuckerkontrolle – also das, was der gesunde Körper eigentlich allein hinbekommt, der überforderte diabetische Patient allerdings selbst mitsteuern muss.

Unsere roten Blutkörperchen haben eine erstaunliche Eigenschaft: Sie leben ziemlich genau 120 Tage. Dann sind sie weg. Wenn ich also meinem Patienten Blut abnehme und ein rotes Blutkörperchen betrachte, ist es zuvor zwischen einem und 120 Tagen durch das Gefäßsystem geschwommen. Was in meinem Körper vor 200 Tagen passierte, wird mir das rote Blutkörperchen nicht mehr berichten können, aber Informationen über die letzten vier Monate kann ich durchaus an seinem Zustand ablesen.

Wenn das kleine Blutkörperchen über die Zeit hinweg mit viel Zucker im Inneren des Gefäßes in Berührung kam, bildet sich an seiner Oberfläche so etwas wie eine dünne Karamellschicht. Das Ausmaß dieser Schicht können wir im Labor bestimmen lassen: HBA1c heißt der Laborparameter, der uns Ärzte interessiert. Trickreich hierbei ist, dass uns die Höhe des HBA1c-Wertes eine Einschätzung erlaubt, wie gut der Zuckerstoffwechsel in den letzten 120 Tagen funktioniert hat – also über die Lebenszeit eines roten Blutkörperchens. Es ist völlig unerheblich, ob der Diabetiker zwei Tage vor der Laborkontrolle alles richtig gemacht hat. Damit verändert er vielleicht seinen aktuellen Blutzuckerwert und bekommt ein Bienchen oder ein Sternchen in seine Patientenakte eingetragen, aber das streberhafte Verhalten kurz vor der ärztlichen Kontrolle kann leicht überführt werden, wenn wir einen gemeinsamen Blick auf den HBA1c-Wert werfen – hier zeigt sich, wie gut eine Zuckerkrankheit eingestellt ist.

Aber der HBA1c-Wert ist über die detektivische Aufgabe als Laborwert hinaus bedeutsam. Denn letztendlich ermöglicht er uns einen Blick auf die versteckte Katastrophe im Inneren des Körpers, wenn Zucker nicht seiner Bestimmung zur Energiebereitstellung zugeführt wird, sondern frei im Blutstrom umherschwimmt. Wie der Haushaltszucker auf den Lippen verkleben unsere Gefäße und Organe mit der Zeit. Die Lippen können wir mit etwas Wasser wieder säubern, die Organe und Gefäße leider nicht.

Die Verfettung der Leber bei meinem Gartenbau-Patienten war sicherlich auf sein Übergewicht zurückzuführen und höchstwahrscheinlich auf einen veränderten Kohlenhydratstoffwechsel. Natürlich schauten wir uns auch andere Ursachen für Lebererkrankungen an, fanden aber nichts. Also fällten wir gemeinsam die Entscheidung, den Chip auszuprobieren und einen tieferen Blick in den Stoffwechsel zu werfen. Interessanterweise waren die Gewebezuckerwerte im Laufe des Tages bei meinem Patienten traumhaft normal. Eigentlich etwas, was zu erwarten war, schließlich war er körperlich tätig und verbrannte alles, was ihm zwischen die Zähne kam,

sofort wieder. Aber am Abend schoss die Zuckerkurve nach oben.

»Abends esse ich aber gar nichts«, versicherte mir mein Patient.

»Was machen Sie denn dann?«, wollte ich wissen.

»Ich trinke ein Bierchen vor dem Fernseher.«

Gegen ein Bierchen und den Fernseher ist sicherlich nichts einzuwenden, dachte ich mir und der Alkohol des einen Bierchens war auch nicht für die Fetteinlagerung der Leber verantwortlich. Was aber sollte ich dem Patienten raten? Soll er sein Bier trinken und danach spazieren gehen, so, wie ich es nach dem Döner gemacht habe? Ich glaube, mein Patient hätte mir bei diesem Ratschlag einen Vogel gezeigt. Den ganzen Tag hart arbeiten, um dann nach dem Feierabendbier spazieren gehen zu müssen, war eine wenig praktikable Lösung.

»Ich will mein Bierchen aber nicht weglassen.«

Es gibt einen Spruch in der Medizin: »Der Patient wechselt eher den Hausarzt als die Katze!« Bei einer Katzenhaarallergie sollte man als Arzt lieber nach einer alternativen Therapieoption suchen, als stur einen Katzenverzicht einzufordern, den der Patient sowieso nicht durchführen wird – denn wer gibt schon so einfach ein geliebtes Familienmitglied auf? Und auch das Feierabendbier ist für viele Menschen wichtig – wichtiger vielleicht als eine fettfreie Leber. Wir mussten also nach einer alternativen Therapieoption suchen und nutzten auch hier wieder den Sensor-Chip. Alkoholfreies

Bier veränderte nichts an dem Zuckerverlauf und auch nur ein halbes Bierchen hatte nicht den gewünschten Effekt.

»Könnte ich es einmal mit Wein versuchen?«, fragte mich mein Patient. Na klar versuchten wir es mit Wein. Und siehe da: Der Gewebezuckerwert blieb unten. Fragen Sie mich bitte nicht, warum bei meinem Patienten das Bier zur Belastung des Stoffwechsels führte und der Wein mit seinem Fruchtzucker schadlos an ihm vorüberging. Ich weiß es nicht. Wahrscheinlich sind wir alle einfach unterschiedliche Stoffwechseltypen und bei einem anderen Patienten hätte vielleicht der Wein zur Zuckerspitze geführt und das Bier wäre unproblematisch gewesen. Bei meinem Gartenbauer allerdings war der Wein die Lösung und er nahm, fast wie von allein, einige Kilos ab.

Ich hoffe nicht, dass morgen in der BILD-Zeitung steht: »Fernseharzt empfiehlt Wein zum Abnehmen«, denn das würde nicht der komplexen Wahrheit entsprechen. Aber bei meinem Patienten war es tatsächlich die Umstellung von Bier auf Wein, die den Abnehmprozess in Gang setzte. Weniger Zuckerspitzen am Abend, weniger Insulinausschüttung, verbesserte Fettverbrennung ... Sie kennen das Spiel inzwischen.

Abnehmen ist eine individuelle Aufgabe und ich bin der Überzeugung, dass vor der Therapie immer eine Diagnose stehen sollte. Sonst stochern wir im Dunkeln und verfangen uns in einer Vielzahl von Diäten und Maßnahmen. Nicht nur, dass wiederholte Diäten ohne langfristigen Erfolg demotivierend und nervend sind – sie sind auch gefährlich. Das sogenannte *Weightcycling,* also der wiederholte Jo-Jo-Effekt, könnte ebenfalls ein gesundheitliches Risiko darstellen – genau wie Übergewicht selbst. Diäten machen uns krank, deshalb sollten wir so wenige wie möglich davon durchführen.

Mein neues Mindset

Wir Menschen sind unterschiedlich und haben unterschiedliche Gründe, übergewichtig zu sein. Warum sollte eine einzige bestimmte Diät bei allen Menschen wirksam sein? Wir müssen uns von diesem Gleichmacher-Gedanken verabschieden und endlich Übergewicht individuell angehen.

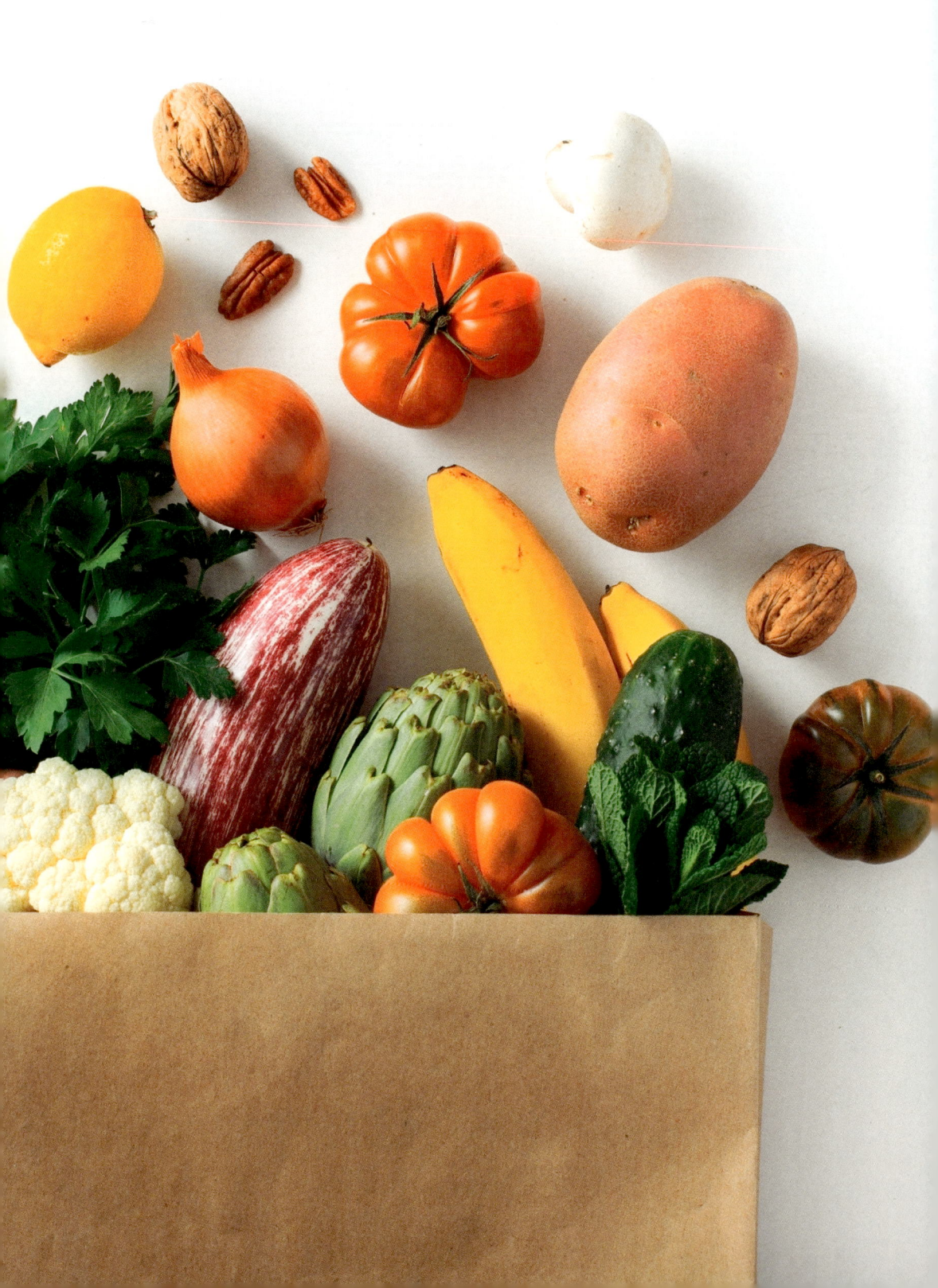

15

Hara Hachi Bu – Gesundheit!

Um zu verstehen, warum es uns Dicken so schwerfällt, dauerhaft abzunehmen, lassen Sie uns erneut einen kurzen Blick auf die Wissenschaft werfen. Versuche mit Laborratten konnten zeigen, dass der Körper nach einem Gewichtsverlust aufgrund einer kalorienreduzierten Diät das Essen einfach besser verwerten kann. Die Effizienz der Nahrungsverwertung stieg auf das unglaubliche 10-Fache an. Lassen Sie sich das bitte einmal auf der Zunge zergehen: Sie essen nach einer Diät das Gleiche wie vor einer Diät – mit völlig unterschiedlicher Wirkung! Kurz gesagt: Weniger essen macht nicht nur mehr Hunger, sondern führt auch zu vermehrter Kalorienaufnahme, unabhängig von der gegessenen Menge. Unser Körper scheint um jeden Preis einen Gewichtsverlust vermeiden zu wollen. Ich esse weniger und nehme ab. Der Körper zieht die Reißleine und programmiert seinen Stoffwechsel um. Die Nahrungsmittel, die ich nun esse, werden energetisch bis aufs Letzte ausgequetscht. Wenn ich vor der Diät ein Stück Torte gegessen habe, war es vielleicht gerade noch okay. Nach der Diät geht der Kuchen allerdings sofort ohne Umwege auf die Hüfte. Und in der Tat konnten Studien zeigen, dass das Fettgewebe während des Jo-Jo-Effektes schneller wächst und sich der Stoffwechsel in Richtung »Speichern, was die Speicher hergeben« verändert.

Nun ist, wie gesagt, unser Fettgewebe aber nicht nur Speicher, sondern ein eigenes Organ mit eigenem Stoffwechsel. Es produziert Botenstoffe und Entzündungsmediatoren und ist in unseren Hormonstoffwechsel eingebunden. Es scheint so zu sein, dass sich die Gewichtszunahme nach einer Diät von der Gewichtszunahme vor der Diät grundlegend unterscheidet – wahrscheinlich sogar gesundheitlich gefährlicher ist. Einige Wissenschaftler vertreten sogar die Meinung, es sei besser, übergewichtig zu bleiben, als immer wieder einen Jo-Jo-Effekt zu erleiden.

Das müssen Sie wissen

Diäten sind eine Gefahr für unsere Gesundheit. Deshalb sollten wir möglichst wenige davon in unserem Leben durchführen und um jeden Preis den Jo-Jo-Effekt vermeiden.

Zumindest gibt es einen Zusammenhang zwischen Herzinfarkten und

Schlaganfällen und dem Weightcycling, also von wiederholten Diäten mit Jo-Jo-Effekten. Ich denke allerdings, dass es sinnvoller ist zu versuchen, das Weightcycling auf Teufel komm raus zu vermeiden, als sich dem Schicksal eines lebenslangen Übergewichts kampflos zu ergeben. Auch wenn das Weightcycling entzündliche Prozesse im Körper starten sollte, ein Übergewicht macht das auf jeden Fall, und das macht uns krank und tötet uns. Ja, Abnehmen-Zunehmen-Abnehmen-Zunehmen macht uns krank. Ein weiteres Argument dafür, den Fokus auf die Haltephasen zu werfen und einen erneuten Anstieg des abgenommenen Gewichts um jeden Preis zu vermeiden. Nicht nur, um nicht wieder dick zu werden, sondern um die gefährlichen Phasen des Weightcycling zu verhindern.

In den Plateauphasen zwischen den Rutschen werden schlanke Menschen gemacht. Wenn Sie bislang immer sagten: »Wenn ich abgenommen habe, bin ich ein neuer Mensch«, dürfen Sie diese Aussage nun durchaus etwas spezifizieren. Sagen Sie ab heute: »Wenn ich ein neuer Mensch bin, werde ich abnehmen!«, und werden Sie dieser neue Mensch in den Plateaus zwischen den Rutschen. Lassen Sie sich hierbei Zeit, aber vermeiden Sie um jeden Preis den Jo-Jo-Effekt. Wenn die Kurve auf dem Millimeterpapier wieder nach oben geht, beginnt die Stoffwechselkatastrophe. Werfen wir daher zunächst einmal einen Blick auf das, was in den jeweiligen Plateauphasen eigentlich passieren soll. Ich

denke, eins ist klar geworden: Kurzfristige Diäten werden Sie nicht langfristig zum Ziel führen. Und Sie werden hoffentlich eine sehr lange Zeit in den Plateauphasen leben müssen. Nämlich Ihr ganzes restliches Leben. Es macht daher keinen Sinn, sich Verhaltensweisen oder Ernährungspläne anzueignen, die Sie weder durchhalten wollen noch durchhalten können. Ernährung muss auch Spaß machen und sexy sein. Ihr Leben soll schließlich perspektivisch eine einzige Plateauphase werden und Sie hoffentlich ein trockener Dicker. Das bedeutet aber auch, dass Sie lebenslang auf Ihr Körpergewicht achten müssen und möglichst wenig Rutschen benötigen.

Eine optimale Ernährungsweise muss daher Spaß machen, vielfältig und gesund sein und einfach zu Ihnen und in Ihr Leben passen.

Das müssen Sie wissen

Essen ist nicht Ihr Feind – Essen ist Ihr Freund und es muss Spaß machen.

Was allerdings eine gesunde Ernährungsweise ist, darüber streiten sich die Gelehrten schon seit langer Zeit. Denn eigentlich gibt es kein gesundes oder krankes Essen. Es gibt aber Lebensmittel, die uns auf Dauer nutzen, und solche, von denen wir lieber die Finger lassen sollten. Wenn Sie mich als Veganer nach meiner Meinung zu Fleisch fragen, bekommen Sie sicherlich eine andere Antwort, als wenn Sie einen Anhänger der Paleo-Kost hierzu befragen. Ernährung ist vielschichtig und die Meinungen hierzu ebenfalls. Wir müssen versuchen, starre Konzepte zu vermeiden und unsere eigenen Glaubenssätze kritisch zu hinterfragen, wenn es um eine allgemeingültige Empfehlung zu Ernährungsthemen geht.

Als ich mit meinen knapp 90 kg den Weg zum Normalgewicht startete, hatte ich mir genau diese Fragen gestellt. Was soll ich eigentlich essen, damit ich schlank werde und schlank bleibe? Und was waren eigentlich meine persönlichen Probleme, die mich in diese Gewichtssituation gebracht haben? Ich erinnere mich an einen Nachmittag, an dem ich mit meinem Schwager in unserer Küche am Esstisch saß. Wir unterhielten uns über Gott und die Welt und bemerkten ein leichtes Hungergefühl in unserer Magengegend. Glücklicherweise war meine Frau anwesend, die gerade einige Schnitzel in der Pfanne zubereitete. Während sie kochte, diskutierten mein Schwager und ich weltbewegende Dinge. Endlich war es so weit und meine Frau stellte eine große Platte mit Schnitzeln auf den Tisch zwischen uns. Wir griffen sofort zu und jeder von uns nahm sich eins. Als das Schnitzel aufgegessen war, nahmen wir das nächste. Und das nächste. Und das nächste. Während wir redeten und diskutierten, verschwanden so sage und schreibe mehr als zehn Schnitzel in unseren Mägen – pro Person!

Nun mögen Sie sagen, wer um alles in der Welt isst zehn Schnitzel auf einmal?

Zu unserer Ehrenrettung muss ich sagen, dass es recht kleine Schnitzel waren. Dennoch war es eine stattliche Menge. Im Nachhinein glaube ich, dass wir weniger gegessen hätten, wenn wir uns nicht unterhalten und so wild diskutiert hätten. Aber auch schweigend wäre es bestimmt nicht bei einem einzelnen Schnitzel geblieben.

Die Volumenkontrolle, also die Menge, die wir pro Mahlzeit zu uns nehmen, spielt eine wesentliche Rolle bei unserer Ernährung. Heutzutage haben wir in unserer Gesellschaft Nahrung im Überfluss. Aber essen, bis man satt ist, ist meistens keine allzu schlaue Idee, denn unser Sättigungsempfinden tritt deutlich später auf als die eigentliche biologische Sättigung. Die Japaner haben ein wunderschönes Wort für eine einfache Methode der Volumenkontrolle. Es klingt ein bisschen wie ein lautes Niesen und man möchte am liebsten »Gesundheit!« rufen, wenn man es hört. Und

»Gesundheit« ist tatsächlich das, was mir einfällt, wenn ich an diese Methode denke: *Hara Hachi Bu!* Das ist eine Essensmethode mit langer japanischer Tradition. Zusammengefasst bedeutet sie, dass wir unseren Magen nur zu ungefähr 80 % füllen sollten. Wir hören also mit der Mahlzeit auf, wenn der Bauch zu 80 % gefüllt ist.

Das müssen Sie wissen

Moderne Laptops machen es uns vor: Sie beenden das Laden der Batterien bei 80 %, um die Akkus zu schonen. Lernen Sie von der Technik und hören Sie mit Ihrem »Ladevorgang« ebenfalls bei gefühlten 80 % auf.

Letztendlich geht es bei *Hara Hachi Bu* um ein Prinzip der Mäßigung – nicht ein Mal, sondern immer wieder – bei jeder einzelnen Mahlzeit. Nicht nur während einer Rutsche, sondern ein ganzes Leben lang.

Ursprünglich ging es bei der Methode in Japan gar nicht darum, Gewicht abzunehmen. In der damaligen Zeit der Lebensmittelknappheit ging es um das reine Überleben der Menschen. Heutzutage können wir *Hara Hachi Bu* aber gerne für unsere Zwecke verwenden, nämlich zur Volumenkontrolle bei den einzelnen Mahlzeiten. Gerade in unserem stressigen Alltag, in dem wir vor dem Fernseher, zwischen Tür und Angel oder zusammen mit unserem Schwager hastig zehn Schnitzel herunterschlingen, könnte uns das 80-%-Prinzip den richtigen Weg weisen. Viele von uns haben verlernt, auf die inneren Signale ihres Körpers zu achten. Wenn wir allerdings bereits 20 % vor dem eigentlichen Sättigungsgefühl aufhören, Nahrung in uns hineinzustopfen, wird das unserem Körpergewicht helfen. Denn durch *Hara Hachi Bu* könnten wir wieder die Fähigkeit zurückgewinnen, unsere Sättigungssignale zu beachten und vor allem auch dementsprechend zu handeln.

Das Schöne an dem »Nies-Essen« *Hara Hachi Bu* ist, dass es auch ein »Genieß-Essen« ist, denn wir müssen eigentlich auf nichts verzichten – lediglich auf gefühlte 20 % der Menge. Es werden keine Lebensmittel verboten, alles ist erlaubt und der Genuss kommt keinesfalls zu kurz. Wir müssen uns auch bei sozialen Zusammenkünften nicht zurückhalten und sagen »Das geht gerade nicht, ich bin auf Diät«. Wir essen einfach etwas weniger, sagen am selbstbestimmten Ende der Mahlzeit leise »Hara Hachi Bu«, legen das Besteck beiseite und sind glücklich.

Wichtig ist natürlich, diese Verhaltensweise fest im eigenen Leben zu verankern. Wie schnell fallen wir sonst in unser altes Verhalten zurück und wie schnell sind zehn Schnitzel vertilgt. Sie erinnern sich an die Geschichte von mir, als ich durch den Regen in die Praxis gelaufen bin? Einfach, weil »ich ein Läufer bin«? Bei diesem Beispiel ist mein Verhalten so tief in mir selbst verankert, dass ich meine Verhaltensweise nicht mehr hinterfragen muss. Ich habe mir so lange selbst vorgemacht, ein Läufer zu sein, dass ich es irgendwann geworden bin. *Hara Hachi Bu* sollte sich auch in Ihrem Leben fest verankern. Vielleicht beginnen Sie jede Mahlzeit mit einer kleinen Erinnerung daran, dass Sie ein Mensch sind, der Mäßigung beherrscht und seinen Bauch nur zu 80 % füllt.

Kleine Rituale erleichtern uns das Einführen von neuen Verhaltensweisen in unser Leben. So stehen zum Beispiel meine Turnschuhe prominent am Wohnungseingang, sodass ich quasi über sie stolpere, wenn ich das Haus verlassen möchte. Ich lese fast jeden Abend Zeitschriften über das Laufen. Am Anfang, um mich selbst zu motivieren, heute, weil ich es einfach benötige und wahnsinnig Spaß daran habe. Ich schau mir auch endlos YouTube-Videos von anderen Läufern an, so tief ist Jogging in meinem Leben verankert. Als ich *Hara Hachi Bu* in meinem eigenen Leben eingeführt habe, suchte ich nach einer Möglichkeit, mich beim Beginn jeder Mahlzeit daran zu erinnern. Denn es ist durchaus sinnvoll, einen Plan beim Essen zu haben, und zwar bei jeder einzelnen Mahlzeit. Auch hier zählt der Plan mehr als die Motivation, weniger zu essen. Sich erst nach der Hälfte des leer gegessenen Tellers daran zu erinnern, dass man bald aufhören sollte, macht keinen Spaß, denn man hat nach der Hälfte der Zeit bereits den Überblick verloren, was auf einen zukommt.

Wenn ich zum Beispiel in einem Restaurant essen gehe, frage ich mich jedes Mal, warum eigentlich der Koch des Restaurants entscheiden darf, wie viel ich esse! Hier werden die Teller häufig so mit Lebensmitteln vollgeschüttet, dass man ganze Kompanien damit ernähren könnte. Und irgendwie verspüre ich jedes Mal den inneren Auftrag, den mir gereichten Teller komplett leer zu essen. Aber warum sollte der Koch entscheiden, wie viel ich esse? Und mit welchen Informationen trifft er seine Entscheidung? Er kennt mich ja nicht einmal! Ich bin nur etwas größer als 1,70 m und habe relativ wenig Muskeln an meinem Körper. Warum sollte ich die gleiche Menge verspeisen wie der neben mir sitzende 1,90-Meter-Mann? Der Koch kann keine Informationen darüber haben, und selbst wenn, ist es nicht seine Aufgabe, für meine Gesundheit zu sorgen. Er soll leckeres und möglichst vielfältiges Essen zubereiten. Die Verantwortung, was und wie viel ich davon esse, liegt allein bei mir! Dennoch bemerke ich auch heute noch regelmäßig, dass meine inneren Schutzmechanismen quasi ausgehebelt sind, wenn ich in einem Restaurant esse und einen vollen Teller vorgesetzt bekomme.

Als meine Frau meinem Schwager und mir damals die Unmenge an Schnitzeln reichte, hatte sie auch nicht die Verantwortung dafür, dass wir alles aufgegessen haben. Sie war im Gegenteil sehr entsetzt, dass die Platte plötzlich leer war. »Die Platte war für die ganze Familie und auf Vorrat gekocht«, sagte sie. Das wussten wir nicht. Aber wir hatten die Verantwortung für unser eigenes

Essen unbewusst an meine Frau abgegeben im Glauben, alle Schnitzel seien für uns beide bestimmt. Und wir hatten vergessen, über die Menge zu reflektieren. Wahrscheinlich weil wir redeten und diskutierten, mit unseren Gedanken woanders waren oder einfach nur Hunger hatten.

Wir dürfen die Kontrolle über die Menge und das, was wir essen, nicht an andere abgeben. Wir, und nur wir allein, sind dafür verantwortlich.

Das müssen Sie wissen

Übernehmen Sie wieder selbst Verantwortung für die Menge Ihres Essens.

Als ich *Hara Hachi Bu* also damals in mein Leben einführte, suchte ich nach einem Anker, nach etwas, das mich daran erinnert, meinen Bauch nur zu 80 % zu füllen. Wie gesagt: bei jeder Mahlzeit am Tag, an jedem einzelnen Tag. Diese Erinnerung zu Beginn des Essens sollte für mich etwas Besonderes sein. Nicht einfach nur ein tiefes Einatmen und das gedankliche Sammeln, ich wollte die Mahlzeit und meine bewusste Entscheidung feiern! Und was liegt näher, als bei der japanischen Hara-Hachi-Bu-Methode das Essen auch mit einem japanischen Wort zu beginnen? »Itadakimasu!« leitet häufig das japanische Essen ein. Wir könnten es mit »Guten Appetit« übersetzen. Aber dieses japanische Wort ist eigentlich wesentlich komplexer und

mehr als nur eine Höflichkeitsfloskel. Es drückt eine tiefe Wertschätzung für alles aus, was an der Mahlzeit beteiligt ist. Eine Wertschätzung nicht nur für unsere Lebensmittel oder diejenigen, die sie zubereitet haben, sondern auch für unsere Mutter Erde.

Wenn wir »Itadakimasu« wörtlich übersetzen, würde so etwas herauskommen wie »Ich werde es demütig akzeptieren«. Wir akzeptieren voller Demut die Nahrung und wertschätzen die Rolle all derer, die involviert sind. Die Bauern, die Fischer, ihre Familien, der Koch, die Pflanzen und Tiere ... Daher ist »Itadakimasu« mehr als nur »Guten Appetit«, was plötzlich sehr ichbezogen daherkommt. Es ist mehr als der Wunsch nach einer netten Mahlzeit und ich wünsche nicht nur mir etwas, sondern der ganzen Welt. Für mich ist dieses Wort zu Beginn einer Mahlzeit eine wichtige Erinnerung an das, was jetzt folgen wird: Ich nähre mich! Hatten die Schnitzel mich und meinen Schwager genährt? Sicherlich. Zumindest haben sie Energie zugeführt. Aber habe ich sie gewürdigt? Nein. Haben sie mir gutgetan? Nein. Habe ich von ihnen gelernt? Ja. Denn meinem Schwager und mir war im Anschluss an dieses Binge-Eating – also unseren Fressanfall – klar, dass wir etwas ändern mussten. Wir beschlossen, zwei Wochen lang vegetarisch zu leben. Damals nicht etwa, weil uns vegetarische Kost als sonderlich sexy oder interessant vorkam, wir wollten einfach etwas ändern in unserem Leben. Egal was, nur anders sollte es sein.

Das Ausschließen einer Nahrungsmittelgruppe, wie zum Beispiel Fleisch, ist relativ einfach. Man muss nicht viel darüber nachdenken und keine großen Planungen machen. Im Falle der fleischlosen Ernährung stellt man sich einfach nur die Frage: Ist das Fleisch? Wenn man die Frage mit einem Ja beantwortet, dann isst man es nicht. Wenn man die Frage mit Nein beantworten kann, dann rein damit. Das Ausschließen von bestimmten Nahrungsbestandteilen ist daher schnell und einfach, quasi ein binäres Prinzip: 0 oder 1. Ja oder Nein.

Das binäre Prinzip ist auch eine einfache Methode, schnell in eine Rutsche hineinzukommen. Wenn ich etwas an meiner Ernährung ändere und durch diese Veränderung weniger Energie zuführe, werde ich Gewicht abnehmen. Natürlich treten alle Regulationsvorgänge auf, über die wir bereits gesprochen haben. Der Körper wird sein Hormonsystem und seinen Energieverbrauch anpassen, die Rutsche wird nicht ewig nach unten führen – aber darum geht es erst mal nicht. Ich habe etwas geändert, der Körper passt sich an, mein Gewicht wird sich verändern. Die wirklich dauerhafte Anpassung, mein Leben, wird während der Plateauphase zwischen den Rutschen bestimmt.

Mein Schwager und ich entschieden damals, zwei Wochen lang vegetarisch zu leben. Völlig absurd für uns beide, die wir gerade gemeinschaftlich mehr als 20 Schnitzel verdrückt hatten. Wir wussten beide nichts über vegetarische Ernährung und waren in unseren Vorurteilen gefangen, dass Vegetarier eher spaßbefreite Menschen sind, die lange Zeit auf einem Salatblatt herumkauen. In den letzten Jahren hat sich diese Vorstellung natürlich auch in unserer Gesellschaft deutlich geändert, damals, zur Zeit unseres Schnitzel-Exzesses, war dieses Vorurteil allerdings noch weit verbreitet.

Das müssen Sie wissen

Sie müssen nicht Vegetarier werden, um schlank zu sein. Sie müssen aber bewusste Entscheidungen über Ihre Ernährung treffen.

Mein erster Tag als Vegetarier war relativ einfach. Ich ließ einfach die Wurst und das Fleisch weg und aß etwas anderes. Ja oder Nein, 0 oder 1. Als ich mich am Abend mit meinem Schwager traf, fragte ich sofort, wie sein erster Tag als

Vegetarier verlaufen war. Er hatte nicht mal ein schlechtes Gewissen dabei zuzugeben, dass er das restliche Hähnchen aus dem Kühlschrank gegessen hatte. »Es war ja noch da und musste weg«, sagte er. Irgendwie fühlte ich mich hintergangen und betrogen, denn der Verzicht auf Wurst und Fleisch war für mich am ersten Tag auch nicht einfach gewesen. Zu sehr hatten sich die Verhaltensweisen der letzten Jahrzehnte als Fleischesser in mir festgefressen, sodass es damals wirklich nicht einfach für mich war. Aber ich hatte durchgehalten und irgendwie erwartet, dass mein Schwager es auch tun würde. Er hatte also die Segel gestrichen, bereits am ersten Tag. Ich wollte allerdings mindestens die zwei Wochen durchhalten. Ich träumte von gebratenen Hähnchen und erwischte mich dabei, dass ich mehrfach vor dem geöffneten Kühlschrank stand, um mir die Wurst anzuschauen, die im Inneren lag.

Im Nachhinein kommt mir diese Zeit sehr absurd vor, es zeigt mir allerdings, dass Umstellungen im Leben wirklich schwer sind und ihre Zeit benötigen. Wir sollten uns daher das Ruder nicht aus der Hand nehmen lassen, sondern uns bewusst für oder gegen eine Umstellung entscheiden. Nicht der Koch, die Frau oder der Schwager sind verantwortlich für unsere Ernährung, sondern nur wir selbst. Wenn wir eine bewusste Entscheidung getroffen haben, sollten wir versuchen, sie so lange durchzuführen, bis sie sich in uns verselbstständigt hat. Bis wir uns selbst glauben, dass wir es

sind, die sich so verhalten. Bis unser Gehirn uns sagt: »Oh, ich bin im Körper eines Menschen, der seinen Magen nur zu 80 % füllt.« Und in diesem Moment wird es leicht. In diesem Moment sind wir wirklich im Plateau angekommen. In diesem Moment hat der Jo-Jo-Effekt seine Macht über uns verloren.

Damals, zu Beginn meiner Reise hin zum Normalgewicht, suchte ich aber auch nach einer Ernährungsform, die ich dauerhaft durchhalten könnte. Den Bauch lediglich zu 80 % zu füllen ist ja schön und gut, dachte ich mir. Aber mit welchen Lebensmitteln sollte das passieren? Sollte es wirklich einfach nur weniger von allem sein? Manchmal macht es Sinn, quasi über den Tellerrand hinaus zu blicken. Nicht nur über den Tellerrand des Mittagessens. Verlassen wir kurz einmal die medizinische Ernährungslehre und wenden wir uns einem anderen spannenden Thema zu: der Langlebigkeit!

Mein neues Mindset

Bewusste Entscheidungen zu treffen ist ein wesentlicher Bestandteil bei *Schlank für Faule*. Diese Entscheidungen müssen allerdings zu Ihnen und in Ihr Leben passen. Denn *Form follows function follows mindset*.

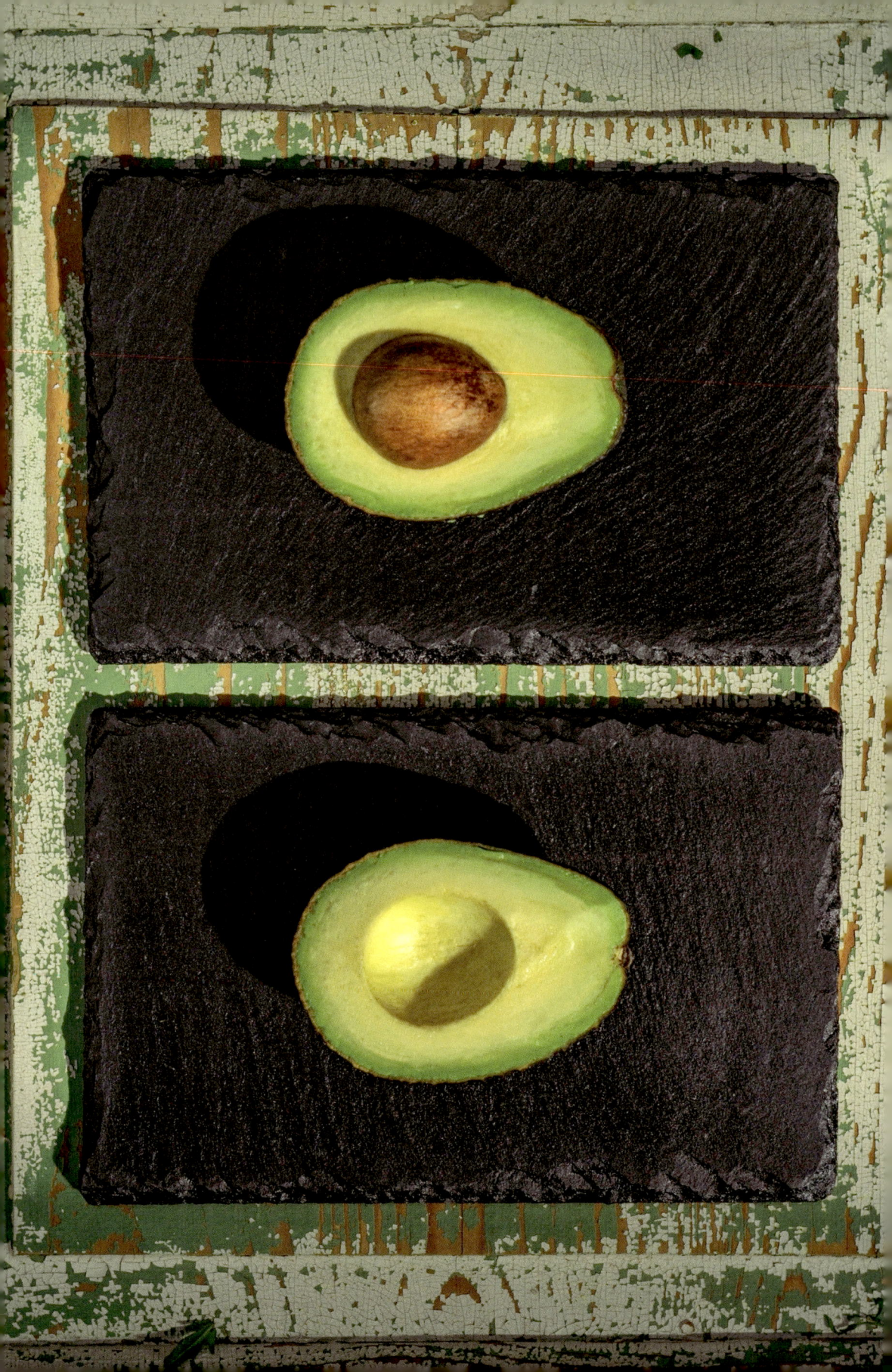

16

Wie unsere Ernährung unsere Epigenetik verändern kann

Es gibt einen Spruch, der lautet: »Du bist, was du isst.« Und in der Tat ist es sicherlich einfach, sich vorzustellen, dass unser Körper aus dem zusammengesetzt ist, was wir als Nahrungsmittel im Laufe des Lebens zu uns nehmen. Denn wo sonst sollten die ganzen Bausteine unseres Lebens herkommen, wenn nicht aus unserer Nahrung. Und der Prozess des Aufbaus und der Erneuerung unseres Körpers und unserer Zellen dauert ein ganzes Leben lang an. Die Vorstellung, dass wir über unsere Lebensspanne körperlich unverändert fast ein ganzes Jahrhundert über diesen Planeten wandern, ist schlichtweg falsch. Unsere Organe, unsere Knochen, unsere Haut – fast alle Körperzellen werden im Laufe des Lebens immer wieder erneuert. Unsere Leber zum Beispiel hat sich nach nur zwei Jahren komplett erneuert, selbst unsere Knochen – die uns meistens relativ langweilig und starr erscheinen – sind nach zehn Jahren neu. Wir müssen uns allerdings den Vorgang der Zellerneuerung als einen fließenden Prozess vorstellen, der nicht alle Zellen gleichzeitig betrifft. Natürlich ist unsere Leber nicht über anderthalb Jahre die gleiche, um sich dann innerhalb weniger Monate komplett auszutauschen. Die Erneuerung geschieht quasi unbemerkt im Hintergrund, Schritt für Schritt und Stück für Stück.

Unser Lebensstil und natürlich unsere Ernährung können diese Zellerneuerung beeinflussen, zum Positiven und zum Negativen. Während wir altern, verlangsamt sich auch unsere Zellerneuerung. Sehr offensichtlich ist das für uns bereits an unserer Körperoberfläche zu erkennen, nämlich an unserer Haut. Sie bleibt nicht für immer jung, prall und glatt. Auch wenn sich unsere Hautzellen alle 2–5 Wochen erneuern, bemerken wir die Verlangsamung der Regeneration im Rahmen unseres eigenen Älterwerdens. An unserer Haut zeigt sich aber auch sehr schnell, dass unser Verhalten starke Auswirkungen auf unseren Körper hat. Zum Beispiel altern die Zellen unserer Haut um ungefähr 80 % schneller, wenn wir uns häufig ungeschützt der Sonne aussetzen. Aber auch unsere Ernährung beeinflusst den Vitalitätsgrad unserer Hautzellen.

Was wir an unserer Haut mit dem bloßen Auge leicht beobachten können, passiert in ähnlicher Weise auch im Inneren unseres Körpers. Auch wenn sich unser Entgiftungsorgan Leber innerhalb von zwei Jahren selbst erneuert, können Alterungsprozesse hier ebenfalls unterschiedlich schnell auftreten, je nachdem, wie wir uns verhalten. Wir alle wissen, dass Alkohol, Medikamente, aber auch eine falsche Ernährung unsere Leber stark strapazieren können – mit großen Auswirkungen auf die Alterungsvorgänge.

Die Fachrichtung, die sich mit den Alterungsprozessen im Körper und deren Veränderungen auseinandersetzt, ist die sogenannte Gerontologie. Man könnte die neue Interessensrichtung der Anti-Aging-Medizin als einen Teilbereich der Gerontologie bezeichnen. Denn anders, als viele Menschen glauben, beschäftigt sich der Teilbereich des Anti-Agings nicht nur mit kosmetischen Veränderungen des Körpers, sondern mit dem Alterungsprozess an sich und dessen Veränderungen. Wollen wir etwas über eine gesunde Ernährungsweise lernen, so macht es Sinn, sich die Erkenntnisse der Anti-Aging-Medizin anzuschauen. Gibt es eine Ernährungsform, die uns länger leben lässt? Diese Art der Ernährung wäre dann sicherlich als »gesunde Ernährung« zu bezeichnen.

Ein Problem der Forschung in der Anti-Aging-Medizin ist allerdings, dass wir Menschen relativ lange leben. Wenn ich als Wissenschaftler zum Beispiel eine Studie plane, bei der es darum geht, ob Fleischkonsum unsere Lebensspanne verkürzt, stehe ich vor einem großen Problem: Diese Studie muss sehr lange durchgeführt werden. Da uns der Genuss eines Hüftsteaks nicht innerhalb von Stunden oder Tagen unter die Erde bringt, ist es schwierig, den Zusammenhang zwischen Lebenserwartung auf der einen Seite und tierischen Lebensmitteln auf der anderen direkt wissenschaftlich aufzuzeigen. Als Wissenschaftler müssten wir zunächst zwei Gruppen bilden. Die eine Gruppe, die sich vegetarisch ernährt, und eine andere Gruppe, die regelmäßig Fleisch isst. Die Teilnehmer unserer Studie dürften sich natürlich nicht selbst aussuchen, in welche Gruppe sie eingeteilt werden.

Sonst könnte es ja sein, dass die Vegetarier generell gesünder leben, weniger rauchen, mehr Sport machen oder häufiger zur Vorsorge gehen. Das würde unsere Ergebnisse verfälschen.

Und in der Tat haben die durchgeführten Studien über vegetarisches Leben genau diese Probleme an den Tag gebracht. Wir wissen, dass Vegetarier länger leben als Fleischesser, dieser Zusammenhang könnte aber auch daran liegen, dass sich das restliche Verhalten der vegetarischen Menschen im Leben von den Nichtvegetariern grundsätzlich unterscheidet. Unsere Studienteilnehmer dürften daher nicht selbst auswählen, ob sie Fleisch essen oder nicht. Die Studie selbst müsste außerdem wahrscheinlich sehr, sehr lange durchgeführt werden. Die durchschnittliche Lebenserwartung eines Mannes in Deutschland beträgt knapp 80 Jahre, Frauen werden sogar noch älter. Wenn wir also einen Menschen Anfang dreißig in die Studie aufnehmen, müsste der Teilnehmer im Durchschnitt 50 Jahre lang die zugewiesene Ernährungsform durchführen – und die Wissenschaftler an der Studie so lange Interesse haben und die Daten erheben.

Weil wir Menschen von Natur aus relativ alt werden, ist die Altersforschung der Anti-Aging-Medizin am Menschen schwierig. Die Forscher weichen daher eher zu Tiermodellen aus, weil Mäuse, Ratten oder auch Doggen weniger lang leben als Menschen. Allerdings können wir die Alterungsprozesse von Tieren nicht einfach so auf uns Menschen übertragen. Es wäre daher schön, wenn wir einfache Messmöglichkeiten hätten, die Alterungsvorgänge in unseren Zellen aufzeigen. Dadurch wären wir in die Lage versetzt, lebensverändernde Interventionen durchzuführen und zu schauen, welche Auswirkungen sie auf die Altersvorgänge haben. Hierüber könnte man eine Definition versuchen, welche Verhaltensweisen als »gesund« und welche als »ungesund« aufzufassen wären. Denn eins ist klar: Ein »ungesundes« Verhalten muss nicht automatisch zu einer definierten Krankheit führen, die wir in einer Blutuntersuchung oder einer Kernspintomografie diagnostizieren könnten.

Ungesundes Verhalten, oder eine ungesunde Ernährung, könnte auch ganz andere, weichere Auswirkungen auf unseren Körper oder unser Befinden haben. Denken Sie zum Beispiel an Antriebslosigkeit oder Müdigkeit: Wie sollen wir diese Symptome messen? Eine Kraftlosigkeit kann unsere Lebensqualität extrem stark negativ beeinflussen, ohne dass Ärzte eine handfeste Diagnose stellen könnten. Bis heute gibt es leider keine eindeutige Untersuchung zu veränderten Alterungsprozessen in unseren Zellen. Allerdings gibt es einige Ideen, wie man diese Prozesse vielleicht doch greifbar machen könnte. Eine Methode besteht in der Messung der sogenannten DNA-Methylierung. Ohne zu sehr ins Detail gehen zu wollen, bezeichnen wir als DNA-Methylierung eine chemische Veränderung an der Erbsubstanz unserer Zellen. Bei diesem Vorgang bleibt allerdings das Grundgerüst der Erbsubstanz erhalten, sodass es sich bei der DNA-Methylierung nicht um eine Mutation handelt, sondern nur um eine Modifikation. Sie ist ein natürlicher Prozess im menschlichen Körper, und die Messung der DNA-Methylierung wird heutzutage von einigen Wissenschaftlern dafür genutzt, Aussagen über den Alterungsprozess in unseren Zellen zu gewinnen.

Sie kennen wahrscheinlich Menschen, die jünger aussehen, als sie eigentlich sind, und andere, die irgendwie zu schnell gealtert wirken. Unser chronologisches Alter gibt den Zustand unseres Körpers nicht immer perfekt wieder – es gibt fitte 70-Jährige und kaputte 30-Jährige. Mithilfe eines Biomarkers, wie zum Beispiel der DNA-Methylierung, könnte eine deutlich bessere Aussage über unsere zelluläre Leistungsfähigkeit und unser biologisches Alter getroffen werden, als es ein Blick auf das Geburtsdatum unseres Reisepasses erlaubt. Und vor allem erlaubt uns die Bewertung eines Biomarkers wie die DNA-Methylierung eine Aussage über die Möglichkeit eines »gesunden Alterns« und nicht nur eines »kalendarischen Alterns« – denn darum geht es: Kreuzfahrt oder Altersheim.

Das müssen Sie wissen

Die gleiche Ernährungsform, die uns jung hält, hilft uns auch dabei, schlank zu werden.

Als ich damals meine Reise zu einem gesunden Körpergewicht angetreten habe, wusste ich nichts über DNA-Methylierung oder über die Messung von Alterungsvorgängen unserer Zellen. Die Wissenschaft war damals einfach noch nicht so weit. Es gab aber durchaus Vorstellungen von gesunden Ernährungsweisen und eine Vielzahl von Ernährungsformen, die jede für sich beansprucht, nahrhaft, gesund und lecker zu sein. Ich selbst entschied mich damals zunächst einfach dafür, Lebensmittel zu vermeiden, die bei mir Fressanfälle auslösen würden. Hierzu gehörte meine geliebte Schokoladencreme am Morgen. Nicht nur, dass sie mir unnötige Kalorien zuführte – sie hinterließ auch ein unwohles Gefühl des Heißhungers ungefähr eine Stunde später, den ich nur mit weiterer Schokolade stillen konnte. Ich entschied mich, nährstoffreiche, dafür aber energiearme Lebensmittel zu bevorzugen. Dazu gehörte meine Nuss-Nougat-Creme sicherlich nicht. Mit leicht traurigem Blick verschenkte ich das letzte Glas an meine Nachbarn, nahm trauernd Abschied von dem, was ich einmal hatte, und freute mich auf das, was in meiner Zukunft vor mir lag: Avocado!

Ich weiß, der letzte Satz klingt ein wenig wie Comedy, denn jeder, der schon einmal Nuss-Nougat-Creme gegessen hat, weiß, dass man sie keinesfalls mit einer Avocadocreme vergleichen kann. Allein das zart schmelzende Gefühl der braunen Creme auf der Zunge lässt mir noch heute das Wasser im Mund zusammenlaufen. Aber darum geht es nicht, wenn man einen neuen Lebensstil in seinen Alltag integrieren möchte. Die Entscheidung – nährstoffreich und energiearm – hatte ich bewusst getroffen, nun musste ich auch meine Ernährung bewusst anpassen. In der Hoffnung, dass ich irgendwann ganz unbewusst zur Avocadocreme greife und die Nuss-Nougat-Creme links liegen lasse.

Wenn ich heute noch einmal den Weg zum Normalgewicht gehen und quasi an einem Reißbrett entscheiden müsste, welche Form der Ernährung ich wähle, würde ich die Erkenntnisse der Anti-Aging-Medizin und der DNA-Methylierung in meine Entscheidungsprozesse miteinbeziehen. Wissenschaftler haben inzwischen nämlich zeigen können, dass die Form der Ernährung die Alterungsprozesse in unserem Körper sehr wohl beeinflussen kann. Und eine Ernährungsform hat sich hier besonders hervorgetan: die sogenannte DASH-Diät.

Mein neues Mindset

Ernährung kann so viel mehr, als uns nur Energie zuzuführen. Nutzen wir die wissenschaftlichen Erkenntnisse über die Nahrungsauswahl für unsere Zwecke des Schlankseins.

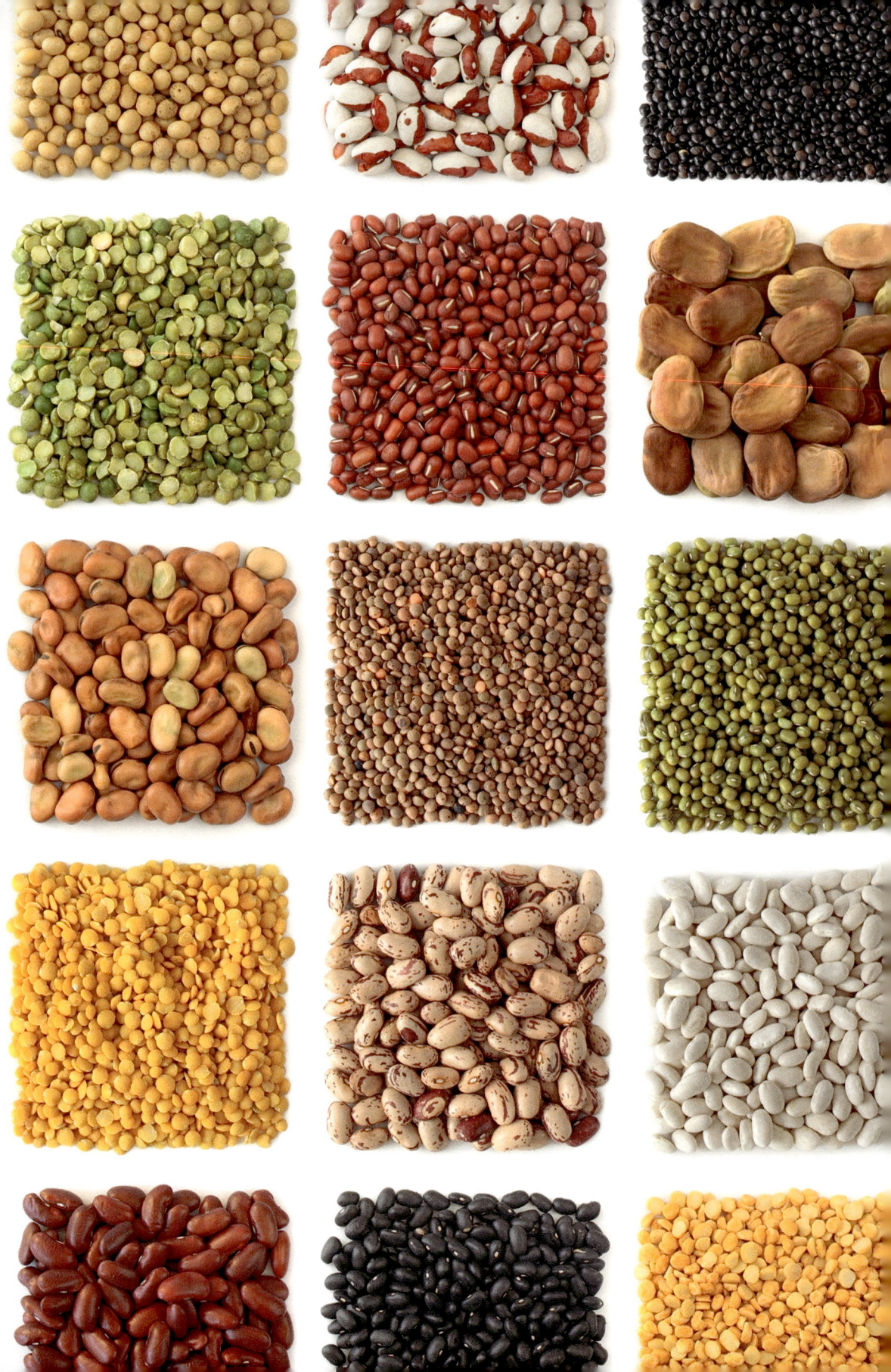

17

Mit Hochdruck
gegen das Übergewicht

Ich bin sicher, Sie haben schon von einer Low-Carb-Diät gehört. Oder von einer Low-Fat-Diät. Oder von Intervallfasten. Aber kennen Sie auch die DASH-Diät? Nein? Sollten Sie aber, denn die DASH-Diät ist wirklich cool!

Zunächst aber zum Begriff »Diät«. Ich bin der Meinung, eine Diät durchzuführen ist das Falscheste, was Sie tun können, denn Sie erinnern sich: Diäten kommen direkt aus der Hölle und bringen Sie dahin. Jo-Jo-Effekt, Weightcycling, Plateauphasen und Rutsche – alles Themen aus den vorhergehenden Kapiteln. Deshalb vermeide ich in meiner Adipositas-Sprechstunde auch den Begriff »Diät« und spreche von einer »Intervention«. Mit dem Begriff »Diät« bei der DASH-Diät ist allerdings die angloamerikanische Auslegung des Wortes gemeint, also *Ernährungsform*. Also nicht etwas, was wir über einen kurzen Zeitraum durchführen und dann wieder verlassen – das wäre die Intervention.

Bei der DASH-Diät handelt es sich eher um eine DASH-Kost. Und beim Thema »Gesunde Ernährung und Normalgewicht« spielt die DASH-Diät eine herausragende Rolle.

Ursprünglich wurde die DASH-Diät entwickelt, um den Blutdruck zu senken. Viele Patienten, die in meine Sprechstunde kommen und bei denen ich einen erhöhten Blutdruck diagnostiziere, fragen mich zunächst, ob sie selbst etwas tun können, den Blutdruck wieder zu senken. Ganz ohne Medikamente. Und in der Tat funktioniert das, zumindest in einem gewissen Rahmen. Denn immerhin lässt sich der obere Blutdruck im Schnitt um ungefähr 10 mmHg, der untere um immerhin 6 mmHg durch die Form der Ernährung senken. Und aufgrund dieser Wirkung hat die DASH-Diät auch ihren Namen erhalten: DASH bedeutet nämlich »Dietary Approaches to Stop Hypertension«, es ist also ein diätetischer Ansatz zum Stopp von Hochdruck.

Das müssen Sie wissen

DASH: Dietary Approaches to Stop Hypertension

Im Rahmen der durchgeführten Studien der Alterswissenschaftler in der Anti-Aging-Medizin mithilfe der Erfassung von Biomarkern wie der DNA-Methylierung zeigte sich, dass eine DASH-Diät nicht nur den Blutdruck senken kann, sondern unsere Zellen jung hält und Alterungsprozesse verlangsamt. Meines Erachtens handelt es sich bei der DASH-Diät zusammen mit der japanischen »Genieß-Diät« *Hara Hachi Bu* um eine exzellente Form der Ernährungsweise innerhalb der Plateauphasen. Sie werden wie von allein Ihr Gewicht nach der Rutsche halten können, sich dabei wohl und aktiv fühlen können und das lebensgefährliche Weightcycling vermeiden.

Die DASH-Diät ist so zusammengesetzt, dass gerade der Kohlenhydratstoffwechsel positiv beeinflusst wird, sodass große Blutzuckerspitzen vermieden werden und eine übermäßige Ausschüttung des Hormons Insulin ausbleibt. Die vorhin beschriebenen Reaktionen und Teufelskreise werden vermindert und dadurch ist eine dauerhafte Gewichtskontrolle einfacher möglich. Im Schnitt verlieren Menschen, die die DASH-Diät in ihr Leben einführen, knapp 7 kg an Körpergewicht. Werfen wir daher einen genaueren Blick auf die DASH-Ernährungsform – und treffen wir auf einige Bekannte von anderen Ernährungsformen. Auch die DASH-Diät erfindet nämlich das Rad nicht neu, sie hat nur – anders als Modediäten – wissenschaftlich zeigen können, dass sie positive Eigenschaften auf unseren Körper inklusive der Verminderung des Alterungsprozesses hat.

Zunächst einmal handelt es sich bei der DASH-Diät um eine fett- und cholesterinarme Ernährungsform mit einem hohen Anteil an Gemüse und Obst sowie wenig Salz. Generell gilt hier: Gemüse ist das schlauere Obst, denn die Matrix des Gemüses verpackt den Fruchtzuckeranteil des Lebensmittels so fest und kompakt, dass er nur langsam vom Körper aufgenommen wird und der Blutzucker daher nicht so schnell ansteigen kann. Hierdurch wird die Insulinausschüttung gebremst und die Fettverbrennung in den Stunden nach der Mahlzeit nicht behindert. Sie erinnern sich an meinen Döner und den schnellen Anstieg des Blutzuckers? Auch hier hätte mir die DASH-Diät wahrscheinlich geholfen, denn sie bevorzugt Vollkornprodukte, die aufgrund der enthaltenen Ballaststoffe zu einer veränderten Aufnahme der Nahrungsbestandteile führt. 7–8 Portionen davon sollten über den Tag verteilt gegessen werden, wobei eine Portion ungefähr einer Scheibe Brot entspricht. Hier finden wir also unser japanisches *Hara Hachi Bu* wieder – die Kontrolle der Portionsgröße. Darüber hinaus sind fünf Portionen Gemüse und Obst in Ordnung, wie gesagt mit dem Schwerpunkt auf Gemüse. Achten Sie aber darauf, alle zuckerreichen Nahrungsmittel direkt mit Aktivität zu verbinden. Die Banane vor der Radtour ist okay, abends auf der Couch nicht.

Das müssen Sie wissen

Es kommt nicht nur darauf an, was wir essen, sondern auch wann wir etwas essen und mit welchen anderen Lebensmitteln wir es mischen.

Wenn Sie Fleisch mögen, dürfen Sie es bei der DASH-Diät weiterhin essen, reduzieren Sie es allerdings. Selbstverständlich sollten Sie mageres Fleisch bevorzugen. Meinen Patienten erkläre ich auch immer wieder, dass rotes Fleisch möglichst vermieden werden sollte. Selbst die Weltgesundheitsorganisation WHO stuft rotes Fleisch als »wahrscheinlich krebserregend« ein. Auch wenn auf den Verpackungen noch kein Hinweis bezüglich der gesundheitlichen Gefahren von rotem Fleisch zu finden ist, wie es zum Beispiel auf Zigarettenpackungen üblich ist, sollten wir trotzdem im Hinterkopf behalten, dass rotes Fleisch ein Gesundheitsrisiko darstellt. Es gibt eine einfache Merkhilfe, welches Fleisch »rot« ist: Alle Tiere, die einen Bauchnabel haben, geben rotes Fleisch. Entgegen der landläufigen Meinung ist also auch Schweinefleisch rotes Fleisch. Geflügel oder Fisch hingegen haben keinen Bauchnabel, also handelt es sich hierbei um weißes Fleisch. Vielleicht merkt es sich so ja einfacher: Essen Sie einfach keine Bauchnabel!

Wichtige Bestandteile der DASH-Diät sind Nüsse, Samen und Hülsenfrüchte. Diese sollten regelmäßig gegessen werden, ungefähr vier- bis fünfmal pro Woche. Haben Sie keine Angst vor den Kalorien, die sich in Nüssen verstecken, denn Sie wissen ja bereits, dass die im Labor bestimmte Energiemenge einer Nuss nicht komplett im Körper ankommt. Insgesamt ist die DASH-Diät eine magere Diät, allerdings sollten Fette und Öle nicht fehlen, sich aber vor allem aus Pflanzenölen zusammensetzen und in der Menge auf 2–3 Portionen am Tag beschränkt bleiben. Eine Portion entspricht hierbei einem Teelöffel Öl. Und was ist mit meiner Nuss-Nougat-Creme? Ja, die ist auch bei der DASH-Diät erlaubt, allerdings nur in kleinen Mengen. Süßigkeiten, auch zuckerhaltige Getränke, dürfen weiterhin Teil unseres Lebens bleiben. Aber auch hier japanisch denken: Mehr als fünf Portionen pro Woche sollten es nicht sein.

Insgesamt sollte der Salzgehalt der Ernährung deutlich reduziert werden. Täglich dürfte es nicht mehr als ein Teelöffel Salz sein, der sich allerdings auch in der Nahrung verstecken kann. Auf Streusalz könnten Sie komplett verzichten, wenn Sie Ihre Lebensmittel stattdessen mit anderen Kräutern würzen. Salz hat nicht nur ungünstige Wirkungen auf unseren Körper, sondern ist auch ein wahrer Appetitanreger. Von salzigen Lebensmitteln kann man einfach nicht genug bekommen und isst daher häufiger mehr, als man für eine Sättigung benötigt. Gerade an weniger Salz in der Nahrung kann man sich sehr schnell gewöhnen. Bereits nach wenigen Tagen Salzverzicht passt sich unser Geschmackssinn an und das Essen schmeckt genauso gut wie mit viel Salz. Leider passt sich unser Geschmackssinn allerdings auch schnell wieder an, falls Salz vermehrt zugeführt werden sollte. Wenn Sie also zu Fertiggerichten greifen oder in ein Restaurant essen gehen, bei dem viel Salz verwendet wird, werden Sie bemerken, dass Sie Heißhunger bekommen. Bewerten Sie das als Zeichen, dass das Essen versalzen war, und nicht als eigenes Versagen.

Grundlagen der DASH-Diät

* Bevorzugen Sie Vollkornprodukte, 7–8 Portionen über den Tag verteilt.
* Nehmen Sie fünf Portionen Gemüse und Obst pro Tag zu sich, drei davon in Form von Gemüse.
* Reduzieren Sie Fleisch und verzichten Sie auf rotes Fleisch.
* Essen Sie vier- bis fünfmal pro Woche Nüsse, Samen und Hülsenfrüchte.
* Bevorzugen Sie pflanzliche Fette und Öle, 2–3 Portionen pro Tag.
* Süßigkeiten und zuckerhaltige Getränke sollten nur in kleinen Mengen sein, weniger als fünf Portionen pro Woche.
* Verzichten Sie, soweit es geht, auf Speisesalz, maximal ein Teelöffel pro Tag ist genug.

Auf folgende Lebensmittel sollten Sie lieber verzichten:

* rotes Fleisch
* verarbeitetes Fleisch wie Wurst, Schinken oder Speck
* fettreiche Milchprodukte
* Fertiggerichte
* Fast Food
* gesalzene Snacks wie Chips, Salzstangen oder Erdnüsse

Bedenken Sie aber, dass Sie auch in der Plateauphase, also bis ans Ende Ihrer Tage, mit dieser Ernährungsform glücklich sein müssen. Wenn Sie Chips oder Salzstangen mögen, greifen Sie zu! Aber nicht täglich und nur mit *Hara Hachi Bu*.

Mein neues Mindset

Es gibt viele Ernährungsformen, die uns glücklich und schlank machen können. Die derzeitigen wissenschaftlichen Erkenntnisse sprechen allerdings dafür, dass die DASH-Diät eine hervorragende Ernährungsform ist, die wir ein Leben lang beibehalten können.

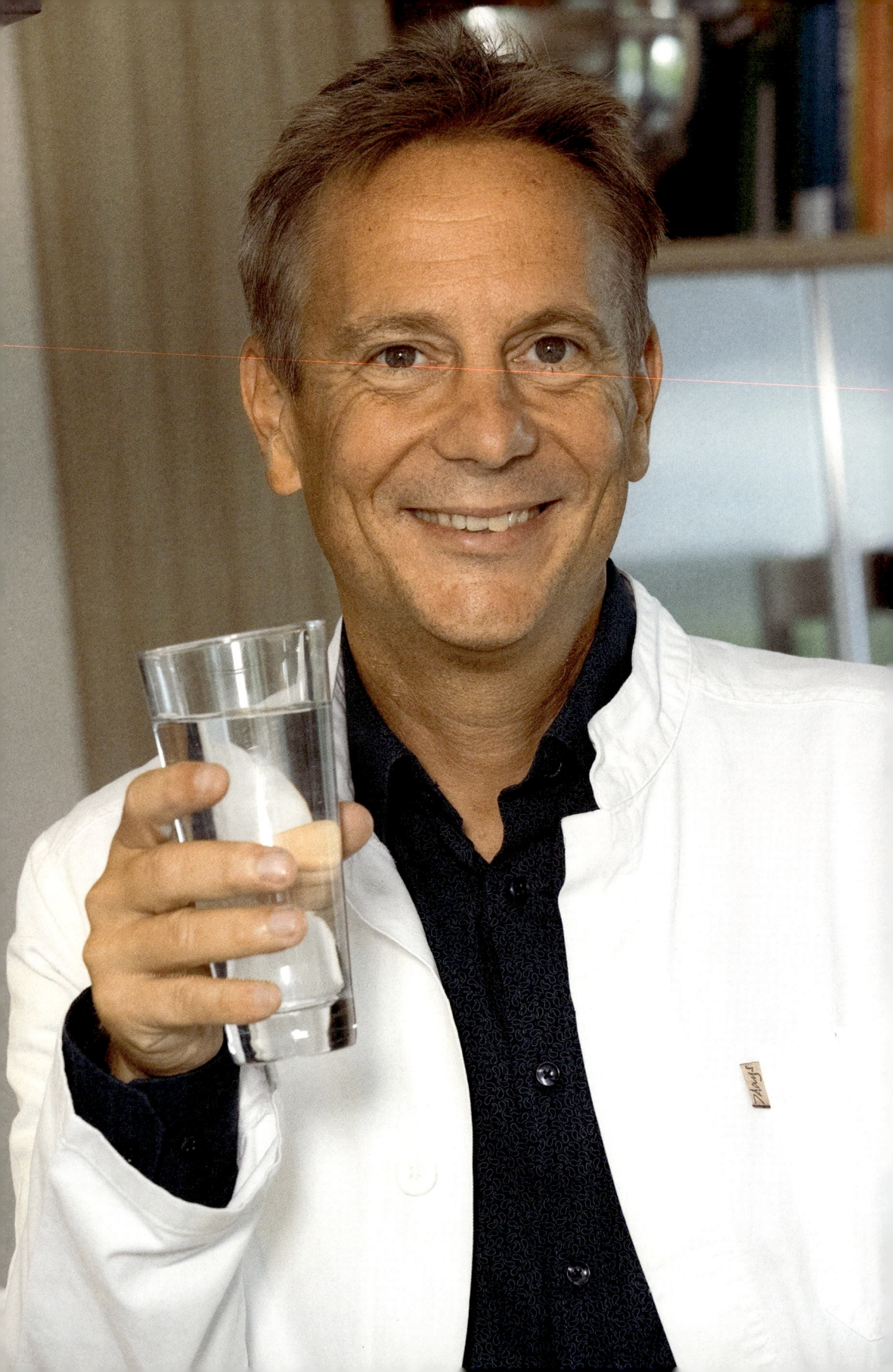

18

**Jetzt geht es los!
Rauf auf die Rutsche!**

Nachdem wir über die Vorgänge in unserem Körper gesprochen haben, die es uns Dicken so schwer machen, Gewicht abzunehmen und ein normales Gewicht auf Dauer zu halten, sollten wir nun endlich den Worten Taten folgen lassen. Ich hoffe, Sie haben bereits eine Waage in Ihrem Badezimmer und eine gewisse Vorstellung davon, was Ihr Wunschgewicht ist. Vielleicht haben Sie auch schon heimlich einmal den Schwabbeltest gemacht oder können sich bildlich vorstellen, was das Ergebnis bei Ihnen wäre. Ich gehe davon aus, dass Sie jetzt hoch motiviert sind und es kaum erwarten können, die erste Rutsche zu starten. Und mithilfe des bisher Gesagten haben Sie wahrscheinlich auch eine eigene Strategie vor Augen. Aber vergessen Sie nicht: Wir sind faul! Alle Crashdiäten oder wilde Anstrengungen führen auf Dauer nicht zum gewünschten Ergebnis, da das Gewicht nicht lebenslang im Zielbereich bleiben wird.

Wir müssen uns schrittweise unserer individuellen Ernährungsform nähern, da wir sie den Rest unseres Lebens beibehalten werden.

Daher schlage ich vor, dass die erste Rutsche harmlos und eigentlich nebenbei beginnt: Verschenken Sie Ihre Dickmacher an Ihre Feinde. Okay, ich hoffe, Sie haben gar keine Feinde. Deshalb könnten auch Freunde und Nachbarn aushelfen, denen Sie Ihre Nuss-Nougat-Creme-Gläser, Softdrinksflaschen, Schokoladenvorräte, Erdnussflips o. Ä. schenken – kurzum all die Dinge, auf die Sie zukünftig verzichten können und wollen und die noch in Ihren Schränken lagern. Sie sollten diese Lebensmittel – was für ein komisches Wort, denn es steckt nicht viel »Leben« in einem Glas Nuss-Nougat-Creme – tatsächlich aus Ihrem Haus verbannen. »Morgen fange ich an, heute esse ich erst mal alles auf, was in meiner Küche liegt!«, ist keine gute Strategie. Sie sollen die Lebensmittel ja auch nicht wegschmeißen, sondern anderen Menschen damit eine Freude bereiten. Und vor allem sich selbst eine Freude bereiten, denn heute beginnt der erste Tag Ihres neuen Lebens. Es gilt: »Wenn ich ein anderer Mensch bin, nehme ich ab«, und nicht: »Wenn ich abgenommen habe, bin ich ein neuer Mensch.« Ab heute sind Sie das: ein neuer Mensch.

Stellen Sie sich auf die Waage und notieren Sie das heutige Gewicht. Werden Sie nicht nervös, wenn das Gewicht zunächst gleich bleibt oder leicht ansteigt. Denken Sie an die Küste Englands und daran, dass Sie Zeit brauchen werden und Ihr Körper viele Anpassungsvorgänge vornimmt, um Sie vor dem Verhungern zu bewahren. Bleiben Sie gelassen! Beginnen Sie Ihren Morgen mit einem fröhlichen »Itadakimasu!« und danken Sie der Welt für die Sachen, die Sie auf Ihrem Teller finden. Lehnen Sie sich zurück und machen Sie sich bewusst, dass Sie sich ab heute nur noch zu 80 % füllen werden. Das klingt nach zu wenig, ist es aber nicht. Sie werden trotzdem 100 % Energie haben und sich zu mehr als 100 % wohlfühlen. 80 % ist lediglich eine subjektive Einschätzung und nicht die Grammzahl auf dem Teller, die wir mit einem Smartphone tracken.

Beginnen Sie gleich am ersten Tag damit, Kochsalz durch frische oder getrocknete Kräuter zu ersetzen.

Das müssen Sie wissen

Würzen ist gut – aber mit Kräutern, nicht mit Salz!

Auch wenn das Essen zunächst etwas fade schmecken wird, versuchen Sie durchzuhalten. Denken Sie daran, dass es ungefähr drei Wochen dauern wird, bis sich die Geschmacksknospen angepasst haben. Und denken Sie daran, dass es mehr als 250 Tage dauert, bis sich ein Verhalten festigt. Und wenn Sie schon beim Austauschen und Weglassen sind: Softdrinks haben in Ihrem Leben nichts mehr verloren! Auch hier wird sich der Geschmackssinn schnell anpassen und Sie werden später erstaunt sein, wie Sie überhaupt solche süßen Getränke in sich hineinschütten konnten. Viele meiner Patienten fragen mich, ob gesüßter Tee ein Ersatz für Softdrinks sein kann oder eventuell sogar Lightgetränke eine Lösung darstellen. Ich bin in meinen Ansichten da sehr streng. Es geht um nichts Geringeres als um die Umprogrammierung Ihres Lebens und es macht keinen Sinn, an dieser Stelle Kompromisse zu schließen. Sie müssen Ihren Körper daran erinnern, was gesund ist und was nicht – je früher das passiert, desto besser. Dass Softdrinks nicht gesund sind, versteht intellektuell jeder. Unser Körper ist allerdings nicht intellektuell und versteht das daher nicht. Er freut sich nur über die schnelle und einfache Energie, die ein Softdrink zur Verfügung stellt, und will einfach mehr davon. Das ist fatal in der heutigen Zeit und in unserer heutigen Gesellschaft, wo in jedem Kühlschrank mehr Energie lagert, als wir zum Überleben brauchen.

Genau wie beim Salz müssen wir den

Körper auch bei zuckerhaltigen Lebensmitteln zunächst zwingen, »gesund« auch als »lecker« zu empfinden. Ein weichgespültes »Das wird schon« hilft uns nicht weiter. Im Tierversuch mit Mäusen und Ratten werden zuckerhaltige Trinklösungen als Belohnung für verschiedenartige Verhaltensweisen eingesetzt. Frei verfügbarer Zucker ist eine Droge und diese Droge können wir uns nicht intellektuell kleinreden. Wir müssen uns ihr entziehen und das geht nur mit einem Entzug! Gehen Sie daher *cold turkey* und verschenken Sie die Restmengen der Softdrinks, verzichten Sie auf gesüßten Tee und genießen Sie das, was wir wirklich zum Durstlöschen brauchen: Wasser! Auch hier wird es einige Wochen dauern, bis Sie durch Wasser richtig befriedigt sind, aber ich verspreche Ihnen: Sie werden Wasser lieben!

Das müssen Sie wissen

Eine einfache Möglichkeit, ein paar Kilogramm Körpergewicht abzunehmen, ist das sogenannte *Waterpreloading*. In der *Weigh 2 Go*-Studie konnte gezeigt werden, dass ein halber Liter Wasser vor jeder Mahlzeit getrunken insgesamt zu mehr als 4 kg Gewichtsabnahme führt! Ich sagte doch: Sie werden Wasser lieben!

Zur Erinnerung: Durch Essen stillen Sie Ihren Hunger und führen Ihrem Körper Nährstoffe zu. Durch Trinken stillen Sie Ihren Durst. Beides – Essen und Trinken – ist weder dazu da, Sie glücklich zu machen, noch Ihnen den Stress des Lebens zu nehmen. Sie benötigen einfach keine süßen Getränke, auch keine leeren Fakegetränke wie Lightversionen – diese halten nur die Sucht nach Zucker aufrecht! Wahrscheinlich verändern sie sogar das Mikrobiom unseres Darms und verhindern eine effiziente Gewichtsabnahme. Daher heißt es: Finger weg von Lightgetränken.

Wenn Sie diese kleinen Veränderungen neu in Ihrem Leben eingeführt haben, werden Sie wahrscheinlich automatisch langsam anfangen abzunehmen. Wenn Sie natürlich davor schon kein Salz gegessen haben, keine Softdrinks getrunken haben und Ihren Magen nur mit 80 % gefüllt haben, wird das Gewicht gleich bleiben. Dann müssen andere Maßnahmen her. Aber die Chancen, dass Sie das bislang nicht so gemacht haben, stehen nicht schlecht.

Irgendwann wird die Gewichtsabnahme allerdings aufhören und Sie erreichen das erste Plateau. Das ist der Moment, in dem viele Menschen traurig sind und glauben, dass die Diät versagt hat. Das stimmt nicht! Seien Sie glücklich! Ihr Körper hat ein neues Gleichgewicht gefunden und gelernt, mit der neuen Ernährungsweise umzugehen. Da es hoffentlich eine Art der Ernährung ist, die Sie lebenslang weiter durchhalten können, weil sie Ihnen als fauler Mensch nichts abverlangt, sollte Ihnen die Plateauphase auch keine Angst machen. Nehmen Sie das Plateau als Bestätigung, dass Sie bereits ein anderer Mensch geworden sind.

Vollkornprodukte und Gemüse sollten nun Stück für Stück weißes Brot und Fleisch verdrängen. Beginnen Sie gleichzeitig damit, körperliche Aktivitäten in Ihr Leben einzuführen, und zwar in einem direkten zeitlichen Zusammenhang mit der Nahrungsaufnahme.

Das müssen Sie wissen

Ernährung und Bewegung sind ein Team. Und innerhalb des Teams muss man sich aufeinander verlassen können.

Gehen Sie spazieren, fahren Sie Fahrrad. Oder belegen Sie einen Tanzkurs, auch wenn dieser nicht direkt nach dem Essen stattfindet. Ihr Körper wird lernen, dass Sie ein aktiver Mensch sind. *Form follows function follows mindset.* Faul sein und Aktivitäten schließen sich nicht gegenseitig aus. Faul sein bedeutet nur, genau das Maß an Aktivität zu finden, das Spaß macht und gesund ist – nicht mehr und nicht weniger.

Mein neues Mindset

Wenn Sie den Entschluss gefasst haben, schlank zur werden, dann fangen Sie an. Erwarten Sie aber nicht, Ihr »altes Leben« einfach fortführen zu können, wenn »die Diät vorbei ist«. *Schlank für Faule* ist keine Diät und Ihr altes Leben ist Vergangenheit.

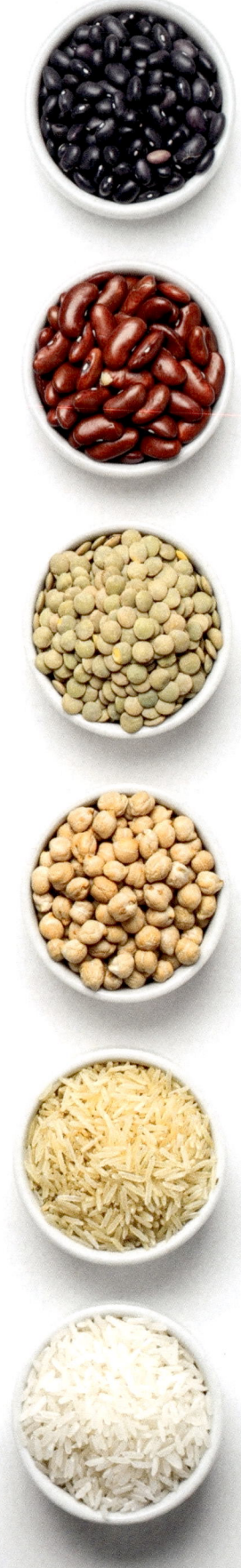

19

Bewahren Sie sich Ihre Kompetenzen

Schlank für Faule ist keine Zusammenstellung verschiedener Rezepte von kalorienarmen Mahlzeiten. Es ist auch nicht lediglich die Durchführung der DASH-Diät, obwohl es sich hierbei um eine wirklich gesundheitsfördernde Ernährung handelt. Ich verstehe unter *Schlank für Faule* eine Lebenseinstellung. Die Erkenntnis, dass wir nicht leichtfertig Kompetenzen in unserem Leben aufgeben sollten, sondern selbst die Verantwortung für unseren Körper, unsere Seele und unsere Gesundheit übernehmen.

Ich habe mit einer Gruppe von Freunden neulich ein paar Tage Urlaub gemacht. Wir waren in unterschiedlichen Unterkünften untergebracht, ich mit meiner Familie in einem Apartment auf einer kleinen Anhöhe am Rande des Dorfes, andere Teilnehmer unten im Tal. Am ersten Abend wollten wir uns alle auf dieser Anhöhe in einem kleinen Restaurant treffen, um hier gemeinsam zu Abend zu essen. Eine übergewichtige Teilnehmerin unserer kleinen Reisegruppe bemerkte allerdings, dass der Weg auf den Hügel für sie zu anstrengend sei. Ihre Beine taten weh, die Füße waren geschwollen und sie wollte die Anstrengung nicht auf sich nehmen. Sie ist 30 Jahre alt!

Wie viele Kompetenzen haben Sie in Ihrem Leben bereits aufgegeben? Hätten Sie sich auf den Weg den Hügel hoch gemacht? Die Geschichte meiner übergewichtigen Freundin, die lieber im Tal geblieben ist, macht mich traurig und sie ist eine Geschichte, wie ich sie täglich in meiner Adipositas-Sprechstunde sehe. Zunächst sind es die kleinen Kompetenzen, die verschwinden, wie damals bei mir: Schuhe im Sitzen zubinden, weil das Bücken zu anstrengend ist – kein Problem und nicht wirklich schlimm. Auf dem Weg zur Arbeit ins Schwitzen kommen – egal. Nicht mehr ins Freibad schwimmen gehen, das Auto anstelle des Fahrrads, der Fahrstuhl anstelle der kurzen Treppe … alles keine großen Probleme. Aber der im Leben aufgetretene Kompetenzverzicht breitet sich leider aus und irgendwann sinkt die Lebensqualität.

Wenn sich viele Kompetenzen aus unserem Alltag verabschiedet haben, ist es schwer, sie wieder zurückzuerlangen. Es ist einfach, 1 kg Körpergewicht abzuspecken, schwierig ist es allerdings, 30 kg zu verlieren. Die einzige Möglichkeit, die wir haben, ist, das große Problem Schritt für Schritt anzugehen. Wir haben lange Zeit gebraucht, das Gewicht zuzunehmen, daher brauchen wir auch Zeit, es wieder zu verlieren. Diese Tatsache sollte uns allerdings nicht erschrecken, da es bei *Schlank für Faule* nicht um eine Diät geht, sondern um eine Lebenseinstellung. Und eine Lebenseinstellung dauert ein ganzes Leben an – also haben wir alle Zeit der Welt. Genießen Sie daher die Zeit im ersten Plateau, nach der ersten Rutsche, und führen Sie langsam und Schritt für Schritt die neuen Verhaltensweisen in Ihr Leben ein, sodass sie sich festigen können und auch von Ihrem präfrontalen Cortex verstanden werden. Genießen Sie die Zeit, in der Ihr Gehirn anfängt, Ihnen zu glauben, dass Sie ein aktiver und schlanker Mensch sind.

Viele Patienten kommen zu mir in die hausärztliche Sprechstunde mit dem Wunsch, dauerhaft Gewicht zu verlieren. Leider bleibt mir in meinem Alltag allerdings meistens zu wenig Zeit, um dieses Problem sinnvoll anzugehen. Die typische »5-Minuten-Medizin« macht es uns Ärzten leider sehr schwer, komplexe Probleme individuell zu betrachten. Wir haben uns in der Praxis daher entschieden, eine Sondersprechstunde für Adipositasmedizin ins Leben zu rufen. Hier betreuen wir keineswegs nur stark übergewichtige Patienten, sondern auch Menschen, bei denen sich das ein oder andere Kilo heimlich auf die Hüfte geschlichen hat. Was aber ist anders in unserer Spezialsprechstunde im Vergleich zur normalen hausärztlichen Sprechstunde?

Stellen Sie sich bitte einmal vor, Sie seien der Arzt und in Ihrem Wartezimmer sitzen am Montagmorgen verschiedene Patienten mit unterschiedlichen Problemen: ein Patient, der letzte Woche einen Schlaganfall erlitten hat. Ein weiterer Patient mit einem neu diagnostizierten Tumor. Ein Mann, dessen Oma gerade dement geworden ist, und zwei Patienten mit akuten Rückenschmerzen. Und in dieser Runde sitzt ein weiterer Patient: eine übergewichtige Frau, die gerne Gewicht abnehmen möchte. Wenn Sie anhand dieser Angaben eine Behandlungs-Prioritätenliste erstellen müssten, wäre die übergewichtige Patientin wahrscheinlich ganz unten auf Ihrer Liste. Völlig klar: Zum einen ist das Übergewicht nicht akut lebensbedrohlich, zum anderen ist es wahnsinnig schwierig, das Problem zu lösen. Es macht Sie als Arzt also wenig zufrieden und Sie erhalten wenig Selbstbestätigung. All die anderen gesundheitlichen Probleme in Ihrem Wartezimmer wirken daher eher wie »richtige Probleme«, und hierfür haben Sie schließlich Medizin studiert. Sie werden also bei begrenzter Sprechstundenzeit sicherlich mehr Zeit mit dem Tumorpatienten, dem Schlaganfallpatienten oder den Rückenschmerzen aufbringen als mit Ihrer übergewichtigen Patientin. Und das ist ungerecht, denn wir erinnern uns: Auch Übergewicht ist eine Krankheit und kein persönliches Problem von hemmungsloser Disziplinlosigkeit. Unsere fiktive Patientin ist nicht selbst schuld – zumindest genauso wenig wie der Patient mit Rückenschmerzen.

Aber genau in dieser psychologischen Falle sitzen wir Ärzte in unserer hausärztlichen Sprechstunde jeden Tag. Auch wenn es nur unbewusst ist, wägen wir ständig unterschiedliche Krankheiten in ihren Dringlichkeiten gegeneinander ab. Und genau hier liegt eines der Geheimnisse unserer Adipositas-Sprechstunde. Die Herauslösung der Adipositas aus unserem normalen Praxisalltag befreit unsere Patienten aus der Konkurrenzsituation mit »richtigen« Erkrankungen. Natürlich bieten nicht alle Arztpraxen Sondersprechstunden für bestimmte Erkrankungen an – das wäre wirklich auch zu viel verlangt. Aber die Einführung dieser Sondersprechstunde in unserer Praxis hat die Behandlung von Übergewicht grundlegend verändert.

Lassen Sie uns einen kurzen gemeinsamen Blick in die Adipositas-Sprechstunde werfen, um uns vor Augen zu führen, wie komplex das Thema Gewichtsabnahme in der Medizin inzwischen geworden ist. Zunächst führen wir eine gründliche Diagnostik durch. Wir wollen alle behandelbaren Ursachen des Übergewichts frühzeitig herausbekommen, bevor wir mit der Therapie beginnen. Eine umfangreiche Blutuntersuchung gehört genauso dazu wie die Suche nach bereits aufgetretenen Organschäden.

Auch wenn Ihr Hausarzt keine Sondersprechstunde anbietet und sich in Ihrer Nähe kein Adipositas-Zentrum befindet, sollten Sie auf eine Diagnostik nicht verzichten. Gerade wenn Sie anfangen, Gewicht abzunehmen, sollten einige Dinge vorher abgeklärt werden. So gehört zum Beispiel die Bestimmung der Harnsäure im Blut zu jeder Routineuntersuchung vor einer Gewichtsabnahme dazu. Der Körper schaltet bei der Gewichts-

reduktion von einem aufbauenden, anabolen, Stoffwechsel auf einen abbauenden, katabolen, Stoffwechsel um. Hierbei kann es passieren, dass die Harnsäure im Blut stark ansteigt. Dieses kann zu Gichtanfällen führen. Sollte die Harnsäure bereits vor der Gewichtsreduktion erhöht sein, geben wir unseren Patienten regelmäßig ein Medikament zur Senkung. Solch eine Medikamenteneinnahme sollten Sie aber bitte mit Ihrem Hausarzt besprechen. Untersuchungen der Hormone, wie zum Beispiel der Schilddrüsenhormone, aber auch bestimmter Mikronährstoffe, wie zum Beispiel der Eisenspiegel, gehören zum Basislabor dazu. Auch ein tieferer Blick in den Fettstoffwechsel sowie den Kohlenhydratstoffwechsel, wie in den vorherigen Kapiteln besprochen, kann beim Hausarzt durchgeführt werden. Erkrankungen, für die eine Gewichtsabnahme problematisch sein kann, sollten ebenfalls ausgeschlossen und gegebenenfalls behandelt werden. Hierzu gehören zum Beispiel eine Anämie oder schwere Entzündungen.

Im Rahmen unserer Adipositas-Sprechstunde führen wir noch weitere Basisuntersuchungen durch. Hierzu gehören zum Beispiel die Aufzeichnung eines EKGs, die Durchführung eines Belastungs-EKGs sowie eines Herzechos und die 24-Stunden-Blutdruckmessung, um Folgeerkrankungen der Adipositas frühzeitig zu entdecken. Auch das Screening auf das Vorliegen eines Schlafapnoesyndroms und eine Ultraschalluntersuchung des Bauchraums gehören zum Standard der Diagnostik.

Ich empfehle Ihnen auf jeden Fall, sich mit Ihrem Hausarzt zusammenzusetzen und einen gemeinsamen Plan zu entwerfen, bevor Sie mit einer Lebensstilveränderung beginnen. Achten Sie auch auf verschiedene Risikofaktoren für Übergewicht. Viele dieser Risikofaktoren können von Ihnen selbst beeinflusst werden und damit den Gewichtsverlust beschleunigen. Lassen Sie uns zunächst einen kurzen Blick auf verschiedene Risikofaktoren werfen.

Anerkannte Risikofaktoren einer Adipositas sind zum Beispiel eine **familiäre Veranlagung** sowie genetische Ursachen. Vor allem, wenn Angehörige von Ihnen ebenfalls übergewichtig sind oder zu einer Adipositas neigen, könnte ein solcher Risikofaktor vorliegen. Allerdings sind es nicht immer genetische Ursachen, die zu einer Adipositas innerhalb von Familienverbänden führen, sondern teilweise auch erlernte Verhaltensweisen. Schließlich lernen wir von unseren Vorbildern.

Meiner Erfahrung nach spielt der **Lebensstil** eine ganz wesentliche Rolle bei der Entwicklung eines Übergewichts. Gerade der Bewegungsmangel im Alltag, selbst wenn wir sportlich sind, stellt ein hohes Risiko für die Entwicklung eines Übergewichts dar. Auch wenn wir kaum in der Lage sind, durch Sport Gewicht zu reduzieren, ist eine Steigerung des Aktivitätsniveaus immens wichtig für das Halten des Gewichts innerhalb der Plateaus. Sie erinnern sich, dass sich unser Stoffwechsel verändert, wenn wir ein-

mal dick gewesen sind? Genau diesem Problem der veränderten Energieverwertung können wir durch ein erhöhtes Aktivitätsniveau begegnen.

Aber neben der **verminderten Tagesaktivität** ist auch eine **ungesunde Ernährungsweise** mit der Wahl von energiedichten und nährstoffarmen Lebensmitteln ein starker Risikofaktor für die Entwicklung eines Übergewichts.

Ein weiterer Risikofaktor, den wir häufig aus den Augen verlieren, ist ein **chronischer Schlafmangel**. Es ist inzwischen wissenschaftlich bewiesen, dass Störungen des Schlafrhythmus und ein chronisches Schlafdefizit Übergewicht fördern können. »Schlaf dich schlank« ist daher nicht nur eine Schlagzeile, sondern eine sinnvolle Therapieoption. Wenn bei Ihnen chronische Schlafstörungen bestehen, sollten Sie sich darüber mit Ihrem Arzt austauschen.

Erinnern Sie sich an unseren Kardiologen auf dem Weg ins Herzkatheterlabor und seine eigenen Zuckerwerte? Hier wird schnell verständlich, dass **Stress** ebenfalls ein eigenständiger Risikofaktor für die Entwicklung eines Übergewichts ist. Stress kann uns einerseits zum Essen verführen, andererseits auch über Hormonwirkungen eine Gewichtszunahme auslösen.

Aber auch andere **psychologische Probleme wie depressive Stimmungslagen** können Übergewicht auslösen oder zumindest festigen. Auch hier der deutliche Hinweis: Wenn Sie unter Depressionen leiden oder sogar Medikamente gegen eine Depression einnehmen, sprechen Sie auf jeden Fall mit Ihrem Arzt über den Zusammenhang von psychologischen Erkrankungen und Übergewicht. Gegebenenfalls sollte sogar die medikamentöse Therapie angepasst werden, da einige Medikamente die Entstehung von Übergewicht fördern.

Auch andere **Medikamente** können Übergewicht auslösen. Hierzu gehören neben den Antidepressiva auch Neuroleptika, Medikamente gegen Epilepsie, einige Mittel gegen die Zuckererkrankung, Hormone, Cortison, aber auch Mittel zur Empfängnisverhütung und gegen Bluthochdruck. Machen Sie am besten eine Liste der von Ihnen eingenommenen Medikamente und besprechen Sie mit Ihrem Arzt, ob eine Notwendigkeit einer Umstellung aufgrund des Übergewichts besteht.

Neben den Risikofaktoren für die Entwicklung eines Übergewichts gibt es auch Erkrankungen, die aufgrund einer Adipositas häufiger auftreten können. Diese führen zwar nicht zu einem Übergewicht, werden aber dadurch gefördert.

Das müssen Sie wissen

Medizinisch gesichert ist ein Zusammenhang von Adipositas mit unter anderem folgenden Erkrankungen:

- Störungen des Kohlenhydratstoffwechsels wie zum Beispiel Diabetes mellitus Typ 2
- Fettstoffwechselstörungen
- Gicht
- Störungen der Blutgerinnung
- chronische Entzündungen
- Erkrankungen des Herz-Kreislauf-Systems
- Demenz
- Erkrankungen der Nieren und der Blase
- hormonelle Störungen bei Frauen und Männern
- Komplikationen der Lunge
- Erkrankungen des Verdauungstraktes
- Erkrankungen des Bewegungsapparates
- einige Krebserkrankungen
- erhöhtes Risiko bei Operationen
- erhöhtes Unfallrisiko
- Einschränkungen der Aktivitäten des täglichen Lebens mit verminderter Lebensqualität
- Depressionen
- Schlafapnoesyndrom
- Gallensteine
- Unfruchtbarkeit
- Sodbrennen
- Bluthochdruck
- Fettleber

(Quelle: Deutsche Adipositas-Gesellschaft; https://www.awmf.org/uploads/tx_szleitlinien/050–001p _S3_Adipositas_Pr%C3%A4vention_Therapie_2019–01.pdf; abgerufen am 11. August 2021)

Daher sollten wir auch auf diese Erkrankungen einen Blick werfen.

Der Zusammenhang zwischen dem Vorliegen eines Übergewichts und Erkrankungen ist unterschiedlich stark ausgeprägt. So haben übergewichtige Menschen ein mehr als dreifach erhöhtes Risiko, Gallensteine oder eine Zuckerkrankheit zu bekommen, aber nur ein zweifach erhöhtes Risiko für eine Hüftgelenksarthrose. Menschen mit einem Übergewicht haben generell eine geringere Lebenserwartung als normalgewichtige Menschen. Der Zusammenhang zwischen Sterberisiko und Übergewicht ist besonders stark bei jungen Menschen ausgeprägt. Ein leichtes Übergewicht kann statistisch gesehen das Leben bereits um bis zu vier Jahre verkürzen, ein starkes Übergewicht um bis zu zehn Jahre.

Die Bedeutung des BMI, also des Body-Mass-Index, wird immer wieder unterschiedlich diskutiert. Gerne wird darauf hingewiesen, dass natürlich auch Bodybuilder einen erhöhten BMI-Wert haben, dieser aber nichts über ein Übergewicht aussagen würde, da bei Kraftsportlern vor allem die Muskeln für das Gewicht verantwortlich sind. Diese Tatsache entspricht natürlich der Wahrheit, allerdings sind die wenigsten von uns Bodybuilder oder Kraftsportler. In der Regel gibt es bei uns Normalos durchaus einen Zusammenhang zwischen BMI-Wert und Übergewicht. Wichtig ist allerdings die Betrachtung, an welcher Stelle unseres Körpers sich Fett befindet. Besonders besorgniserregend für uns Ärzte ist das sogenannte Bauchfett, da es das Risiko für Herzerkrankungen erhöht und einen Zusammenhang mit Organverfettungen wie einer Fettleber aufweist.

Übergewicht und Risiko für Folgeerkrankungen

BMI [kg/m^2]	Kategorie	Risiko für Folgeerkrankungen
< 18,5	Untergewicht	niedrig
18,5–24,9	Normalgewicht	durchschnittlich
25–29,9	Übergewicht	gering erhöht
30–34,9	Adipositas Grad I	erhöht
35–39,9	Adipositas Grad II	hoch
≥ 40	Adipositas Grad III	sehr hoch

Klassifikation der Adipositas bei Erwachsenen gemäß dem BMI (modifiziert nach WHO, 2000)

Wenn Sie abschätzen wollen, ob bei Ihnen das Bauchfett überwiegt, können Sie einfach Ihren Taillenumfang messen. Nehmen Sie hierfür ein Maßband und messen Sie Ihren Umfang auf der Höhe des Gürtels. Achtung, liebe Männer: Nicht dort messen, wo Sie sonst den Gürtel tragen, unterhalb des Äquators, sondern dort, wo man ihn normalerweise trägt, auf dem Bauch! Ab einem Umfang von mehr als 88 cm bei Frauen oder mehr als 102 cm bei Männern können Sie von einer bauchbetonten Adipositas ausgehen – ein Warnsignal! In unserer Adipositas-Sprechstunde halten wir uns an die Leitlinie der Deutschen Adipositas-Gesellschaft und empfehlen allen unseren Patienten, ab einem BMI von 25 kg/m² den Taillenumfang zu messen, um die medizinische Bedeutung bezüglich Folgeerkrankungen abschätzen zu können.

Irgendwann müssen Sie die Entscheidung treffen, ob Sie Ihr Übergewicht behandeln wollen oder nicht. Das ist eine sehr individuelle Entscheidung, ich gehe aber davon aus, da Sie dieses Buch gekauft haben, dass Sie gerne etwas in Ihrem Leben verändern möchten. Aus der Sicht von uns Ärzten besteht Handlungsbedarf bei einem BMI von mehr als 30 kg/m² oder bereits bei einem BMI von mehr als 25 kg/m², wenn schon andere Gesundheitsstörungen wie Bluthochdruck, Diabetes oder Gelenkschmerzen vorliegen. Aber auch der vermehrte Taillenumfang als Zeichen einer Organverfettung rechtfertigt einen frühzeitigen Handlungsbedarf.

Ein häufiges Problem in unserer Adipositas-Sprechstunde ist, dass das Therapieziel von mir als Arzt nicht immer mit dem Therapieziel meiner Patienten übereinstimmt. Mir geht es von der medizinischen Seite aus gesehen vor allem um die Verhinderung von Folgeerkrankungen und die Erzielung einer langfristigen Senkung des Körpergewichts. Die Geschwindigkeit, mit der dieses Ziel erreicht wird, tritt in der Regel in den Hintergrund. Bei einem BMI von mehr als 35 kg/m² sollten innerhalb von 6–12 Monaten 10 % des Ausgangsgewichts verloren werden, bei einem BMI von 20–35 kg/m² besteht das Ziel in 5 % des Ausgangsgewichts. Sie sehen bereits: Wir Ärzte sind schon mit relativ wenig sehr zufrieden! Diese Erfolge der Gewichtsabnahme werden mich nicht auf das Titelblatt einer Frauenzeitschrift katapultieren, sind allerdings medizinisch sinnvoll und vor allem eins: Sie sind erreichbar!

In unserer Adipositas-Sprechstunde halten wir uns ebenfalls an die Regel des Wechsels von Rutschen und Plateaus, mit der Konzentration auf die Plateaus. Natürlich stehen uns für die Gestaltung der Rutschen ganz andere Methoden zur Verfügung als beim Gewichtsverlust außerhalb eines medizinischen Zentrums. Gerade bei größerem Übergewicht treten sinnvollerweise medizinische Maßnahmen in den Vordergrund. Und glücklicherweise gibt es heute eine Vielzahl von Behandlungsmöglichkeiten. Zum einen gibt es verschiedene Arten von bariatrischen Operationen – also Operationen zur Behandlung des Übergewichts, wie zum Beispiel Schlauchmagen oder eine Gastric-Bypass-OP –, aber auch die medikamentöse Therapie hat in den letzten Jahren deutliche Fortschritte gemacht. Und hierbei geht es nicht mehr um die Verordnung von irgendwelchen Quellmitteln, sondern um Medikamente, die tief in unseren Stoffwechsel eingreifen und in der Lage sind, einen Gewichtsverlust herbeizuführen.

Generell gehört zu jeder Gewichtsreduktion allerdings ein Basisprogramm, ganz gleich, ob die Reduktion innerhalb eines Zentrums, beim Hausarzt oder allein zu Hause durchgeführt wird. Es geht um die Anpassung der Ernährung, der Bewegung und des alltäglichen Verhaltens. Eine verminderte Kalorienzufuhr von 500 kcal pro Tag führt Sie sicher auf die erste Rutsche. Die Durchführung der DASH-Diät hat sich in unserer Praxis bewährt, teilweise ersetzen aber auch wir einzelne Mahlzeiten durch Formulaprodukte, um schnell eine Rutsche starten zu können. Diese Formuladiäten eignen sich nicht für die Plateauphasen, hier sollten die tief liegende Ernährungsumstellung und die Anpassung der Aktivitäten bereits greifen und Formulaprodukte allenfalls für die Redoo-Strategie verwendet werden.

Wenn wir in unserer Praxis durch die eben besprochenen Maßnahmen keinen Erfolg erzielen, erwägen wir eine begleitende medikamentöse Therapie. Aber auch eine Medikamentengabe wird niemals ohne die Basistherapie durchgeführt. Weiterhin stehen die angepasste Ernährung, die Bewegung und auch die Verhaltensanpassungen im Vordergrund. Eine zusätzliche medikamentöse Therapie kommt infrage, wenn ein BMI von mindestens 28 kg/m² sowie übergewichtsbedingte Folgeerkrankungen vorliegen oder ein BMI von mindestens 30 kg/m² ohne Folgeerkrankungen. Aber auch unsere Patienten, die zwar die erste Rutsche erfolgreich hinter sich gebracht haben, aber nicht in der Lage waren, die Plateauphase zu stabilisieren, bekommen gegebenenfalls eine medikamentöse Unterstützung von uns.

Bei dem Vorliegen einer starken Adipositas, bei der die Basistherapie und die Medikamentengabe keine Erfolge erzielen konnten, sollte ein erfahrener Chirurg in das Team miteinbezogen werden. Bei adipositaschirurgischen Maßnahmen handelt es sich keinesfalls um die allseits bekannte Fettabsaugung, sondern um große Operationen im Körper, die vor allem auf die Verminderung von Begleiterkrankungen sowie die Steigerung der Lebensqualität abzielen.

Mein neues Mindset

Auch wenn uns medizinisch eine Vielzahl von Gewichtsreduktionsmethoden zur Verfügung stehen, so werden wir immer einen Wechsel zwischen Rutschen und Plateaus haben. Und denken Sie daran: In den Plateaus werden schlanke Menschen gemacht.

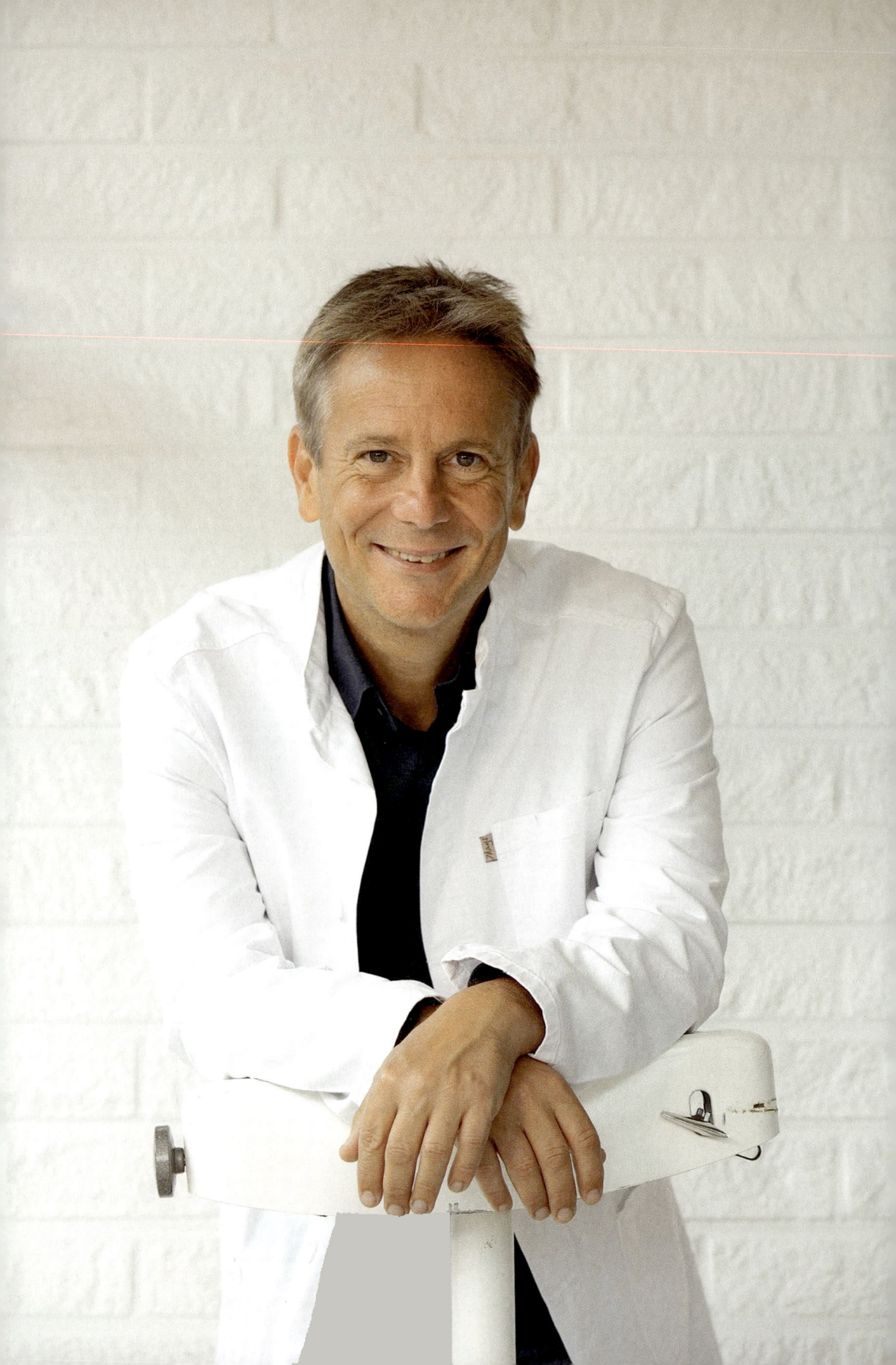

20

Eine Runde voller Runder – gemeinsam zum Erfolg

Im Plateau werden die Gewinner gemacht! Hier finden die Veränderung des Lebensstils statt, die Gewichtsstabilisierung und das Ich-bin-ein-neuer-Mensch-Werden. Regelmäßiges Wiegen ist in diesen Phasen wichtig, um gegebenenfalls einen Anstieg des Gewichts rechtzeitig zu entdecken und gegenzusteuern. Ich habe es in meiner Praxis sehr liebgewonnen, Menschen gemeinsam in Gruppen abnehmen zu lassen. So können wir uns gegenseitig unterstützen, nicht nur auf den Rutschen, sondern vor allem in den Plateauphasen. Es ist häufig einfacher, gemeinsam Ziele zu verfolgen mit Menschen, die Ähnliches empfinden wie wir selbst. Aber auch der leichte soziale Druck, der entsteht, wenn wir gemeinsam mit einem oder mehreren Partnern abnehmen, hilft uns, Schwierigkeiten besser durchzustehen.

Abnehmen und das Halten des Normalgewichts hat viel mit Verantwortung zu tun. Vor allem mit der eigenen Verantwortung gegenüber dem eigenen Körper und dem eigenen Leben. Dennoch mag es uns helfen, wenn wir einen Teil der Verantwortung mit anderen Menschen teilen können. Andere Menschen, die uns immer wieder daran erinnern, warum wir das eigentlich gerade tun, und uns so durch Motivationstiefs tragen. Aber innerhalb einer Gruppe oder eines Partnersystems kann ich auch etwas an die Welt zurückgeben von dem, was ich gelernt habe. Ich kann mit meiner Kraft andere Menschen unterstützen, ihre Ziele ebenfalls leichter zu erreichen. In unserer Adipositas-Sprechstunde bieten wir daher auch Gruppensitzungen an, in denen wir einerseits sachlich aufklären, andererseits aber auch Partnersysteme ins Leben rufen. Jeder ist hauptsächlich für sich selbst verantwortlich, unterstützt aber auch andere auf ihrem Weg.

Das Internet bietet hervorragende Möglichkeiten, auch außerhalb einer fachärztlichen Sprechstunde Gleichgesinnte zu treffen und sich Unterstützung zu holen. Achten Sie aber bei der Suche nach einer Peergroup auf einen freundlich zugewandten Umgangston innerhalb der Gruppe. Es geht um gegenseitige Unterstützung und nicht um Schuldzuweisungen – diese bekommen wir im Alltag schon genug. Und vermeiden Sie Internetseiten, bei denen Ihnen lediglich Produkte angeboten werden. Kein Eiweißpulver dieser Welt wird Sie jemals schlank machen. Es ist immer die Strategie, der Plan, die Methode, die hinter der Gewichtsreduktion stehen und für den Erfolg sorgen. Es gibt keinen Guru oder Zauberer, der Ihnen die Last der Kilos vom Körper nimmt. Sie werden es selbst sein, der für Ihren Erfolg verantwortlich ist.

Das müssen Sie wissen

Suchen Sie sich Abnehmpartner – zum Beispiel auf faulschlank.de

Wenn Sie Lust bekommen haben, Ihre Reise mit anderen Menschen gemeinsam und fachlich begleitet anzutreten, dann schauen Sie doch auf der dieses Buch begleitenden Internetseite *faulschlank.de* vorbei. Hier können Sie nicht nur Gleichgesinnte treffen und sich mit ihnen verbinden, sondern auch noch tiefer in die Materie einsteigen.

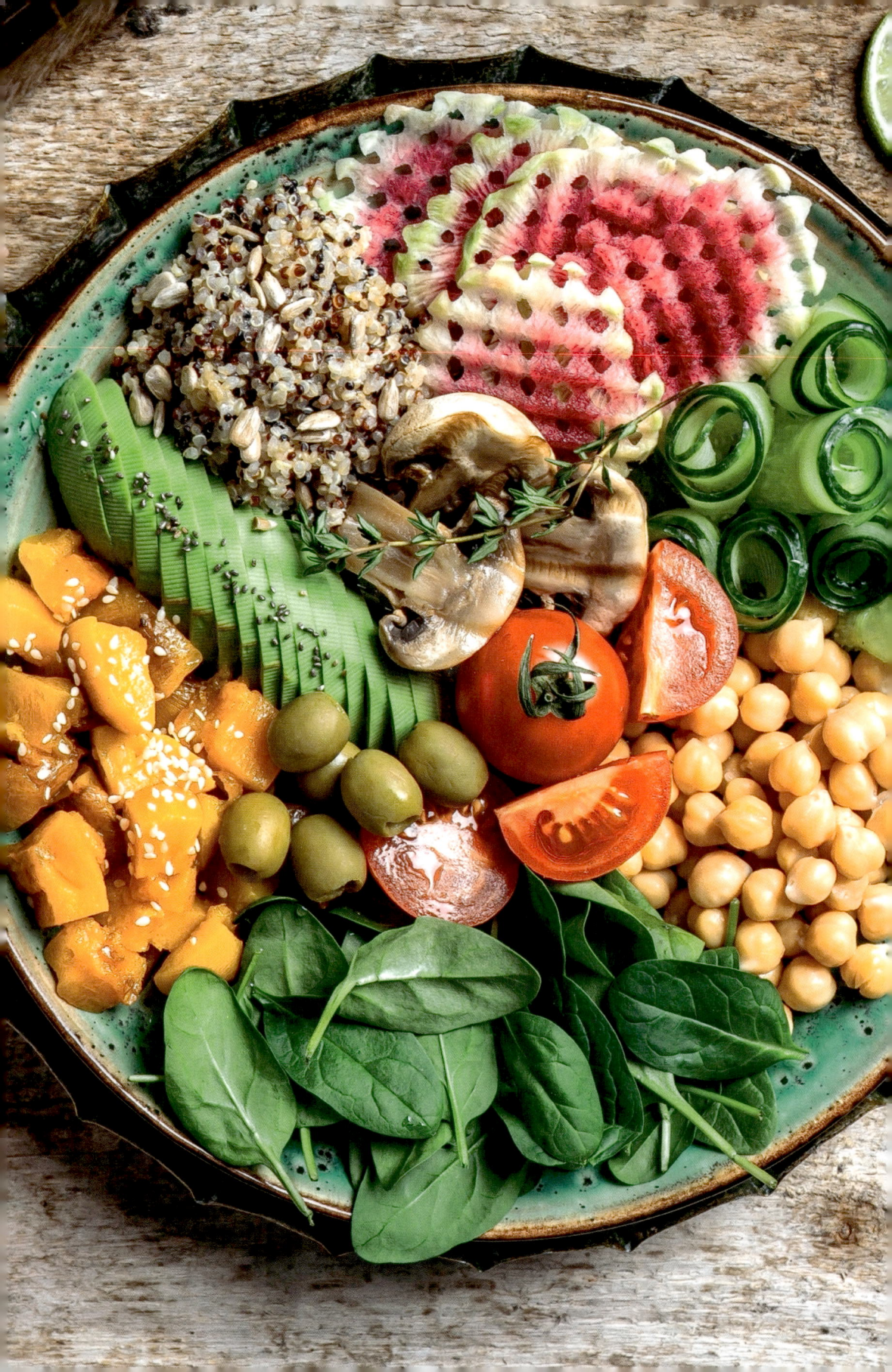

21

Rezepte

Ein wichtiger Punkt bei der Ernährung für den Rest Ihres Lebens ist, möglichst auf Fertiggerichte zu verzichten und selbst häufiger den Kochlöffel zu schwingen. Dadurch ist es nicht nur leichter, den Salzkonsum zu reduzieren oder auf unnötigen Zucker zu verzichten, Sie geben dem Essen auch die richtige Seele, können Nahrungsmittel besser schätzen und es wird Ihnen leichterfallen, eine ausreichende Energiekontrolle durchzuführen.

Ich habe daher einige schnelle und einfache Gerichte für Sie zusammengestellt, die die Grundlagen der DASH-Diät berücksichtigen und wirklich gut schmecken. *Schlank für Faule* ist kein Kochbuch, sondern ein Konzept einer lebenslangen Ernährung. Ich kann mir aber vorstellen, dass die Zusammenstellung dieser Gerichte dabei hilft, die Essenz einer gesunden Ernährung im Alltag deutlich zu machen.

Kartoffelsuppe mit Stremellachs

Benötigte Zeit: 30 Min.

Für 2 Personen

200 g mehligkochende Kartoffeln

150 g Stremellachs

1 kleine Zwiebel

400 ml Gemüsebrühe

2 EL Crème fraîche

1 EL neutrales Pflanzenöl

frisch geriebene Muskatnuss

2 EL TK-Petersilie

Pfeffer

Salz

1 Die Kartoffeln schälen und in grobe Stücke schneiden. Die Zwiebel schälen und würfeln. Das Öl in einem Topf erhitzen und die Zwiebeln darin glasig anschwitzen. Die Kartoffeln dazugeben, kurz mit anschwitzen, dann die Gemüsebrühe angießen. Die Kartoffeln in ca. 20 Minuten garen.

2 Inzwischen den Stremellachs mit einer Gabel in kleine Stücke zerzupfen.

3 Die Kartoffeln mit einem Pürierstab fein mixen, dabei die Crème fraîche unterrühren. Die Suppe mit Salz, Pfeffer und Muskat abschmecken.

4 Die Suppe auf Teller verteilen und die Lachsstücke hineingeben. Alles mit Petersilie bestreuen und servieren.

Warum gesund?

Kartoffeln sind das perfekte Schlankfood, denn sie sind kalorienarme Sattmacher: Sie enthalten so gut wie kein Fett, dafür reichlich Ballaststoffe, Eiweiß, Mineralstoffe und Vitamine.

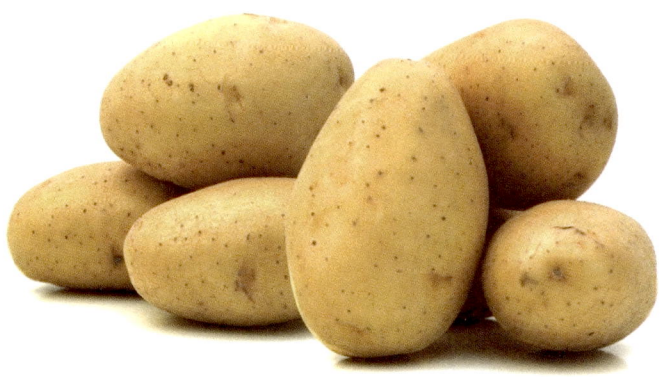

Asia-Gurkensalat mit Hähnchen

Benötigte Zeit: 40 Min.
Für 2 Personen

2 Hähnchenbrustfilets (ca. 300 g)
1 Salatgurke
1 rote Zwiebel
1 Stück Ingwer (ca. 0,5 cm)
4 Stiele Koriander
1 Knoblauchzehe
3 EL Sojasoße
3 Pfefferkörner
1 rote Chilischote
2 EL Sesamsaat
2 EL Reisessig
1 EL Sesamöl

1 Den Koriander waschen, trocken schütteln und die Blättchen abzupfen. Ingwer und Knoblauch schälen und fein hacken. Die Korianderstiele sowie die Ingwerschale beiseitelegen.

2 1,5 l Wasser mit den Korianderstielen, Ingwerschale, 1 EL Sojasoße und den Pfefferkörnern in einen Topf geben und aufkochen. Die Hähnchenbrustfilets mit einem Küchentuch trocken tupfen, in den Sud geben und ca. 5 Minuten kochen. Dann den Topf vom Herd ziehen und das Fleisch zugedeckt 20 Minuten gar ziehen lassen.

3 Die Gurke waschen und putzen, dann längs halbieren und die Kerne mit einem Löffel herauskratzen. Die Gurkenhälften in dünne Scheiben schneiden oder hobeln. Die Chilischote waschen, putzen und fein hacken. Die Zwiebel schälen, putzen und in feine Streifen schneiden. Den Sesam in einer Pfanne ohne Fett goldbraun anrösten, bis er zu duften beginnt.

4 Für das Dressing die restliche Sojasoße, Reisessig, Sesamöl, Ingwer, Knoblauch und Chili mischen. Die Hähnchenbrustfilets mit einer Schaumkelle aus dem Sud heben und kurz abtropfen lassen. Dann das Fleisch in dünne Streifen schneiden und zu den Gurkenstückchen geben. Alles mit dem Dressing mischen und 10 Minuten ziehen lassen. Mit Koriander und Sesam bestreut servieren.

Warum gesund?

Das Eiweiß aus dem Hähnchenfleisch macht nachhaltig satt und ist gut bekömmlich. Hähnchenfleisch ist außerdem sehr mager und auch das Garen in der aromatischen Brühe spart Fett – das hilft allen, die auf ihr Cholesterin achten müssen.

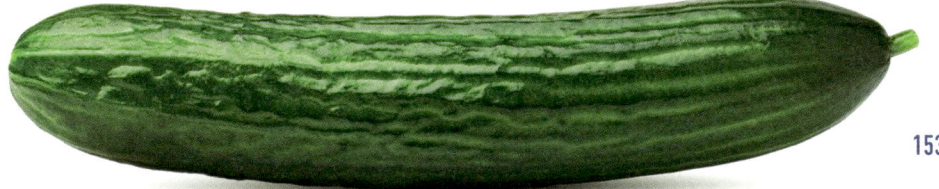

Tomaten-Spinat-Salat mit Hanföldressing

Benötigte Zeit: 10 Min.

Für 2 Personen

200 g Baby-Blattspinat

300 g reife Tomaten

1 rote Zwiebel

2 EL heller Balsamessig

2 EL Hanföl

1 TL Honig

2 EL Hanfsamen

Pfeffer

Salz

1 Den Spinat verlesen, waschen und trocken schütteln. Die Tomaten waschen, putzen und die Stielansätze entfernen. Die Tomaten halbieren und in Scheiben schneiden. Die Zwiebel schälen und in feine Ringe schneiden.

2 Den Essig mit Öl und Honig verrühren und das Dressing mit Salz und Pfeffer abschmecken.

3 Spinat, Tomaten und Zwiebel in eine Schüssel geben. Das Dressing unterheben. Vor dem Servieren die Hanfsamen auf den Salat streuen.

Warum gesund?

Hanfsamen und Hanföl versorgen uns mit einer großen Portion Omega-3-Fettsäuren. Die kommen in unserer alltäglichen Ernährung häufig zu kurz, sind aber wichtig für Stoffwechsel, Herz und Kreislauf.

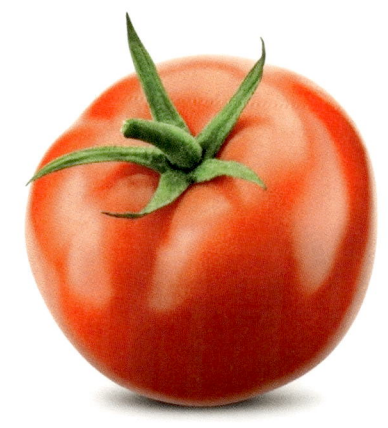

Avocadosalat mit Mango und Macadamia

Benötigte Zeit: 15 Min.

Für 2 Personen

½ reife Mango

1 reife Avocado

100 g Rucola

2 EL Zitronensaft

2 EL Olivenöl

1 TL Honig

50 g Macadamianüsse

Pfeffer

Salz

1 Die Mango schälen, das Fruchtfleisch vom Kern schneiden und in ca. 1 cm große Stücke schneiden. Die Avocado halbieren, entsteinen und das Fruchtfleisch mit einem Löffel aus der Schale lösen. Dann das Avocadofleisch in ca. 1 cm große Würfel schneiden. Den Rucola waschen und trocken schleudern.

2 Zitronensaft, Olivenöl und Honig verrühren und das Dressing mit Salz und Pfeffer abschmecken. Die Macadamianüsse grob hacken.

3 Avocado und Mango in eine Schüssel geben, das Dressing darübergeben und mit den Macadamianüssen untermischen.

4 Den Rucola auf zwei Teller verteilen, den Avocadosalat daraufsetzen und servieren.

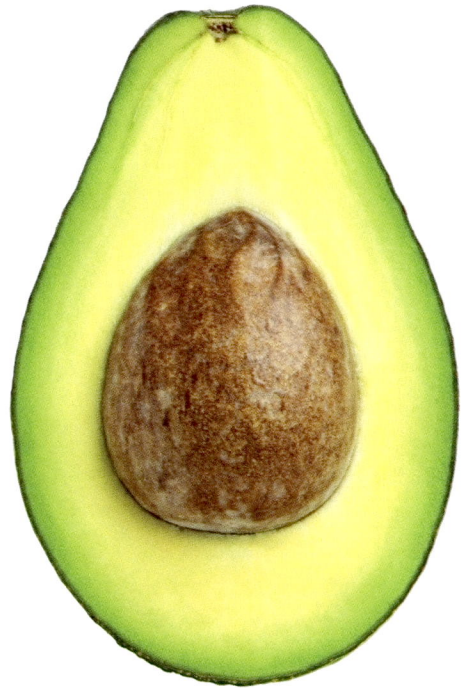

Warum gesund?

Avocados sind zwar relativ fett- und damit kalorienreich. Aber: Sie versorgen uns mit ungesättigten Fettsäuren, die positiv auf Herz und Gefäße wirken und sogar blutdrucksenkend sein können. Avocados dürfen daher häufig und gerne verzehrt werden.

Pfirsich-Spinat-Salat mit Cashews

Benötigte Zeit: 20 Min.

Für 2 Personen

2 reife Pfirsiche

100 g Baby-Blattspinat

50 g Cashewkerne

½ Bund Zitronenthymian

1 EL Honig

2 EL Balsamessig

2 EL Traubenkernöl

Pfeffer

Salz

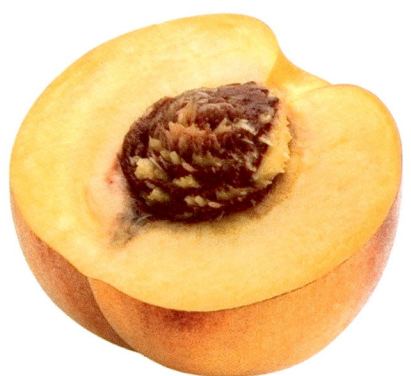

1 Die Pfirsiche mit einem Messer einritzen und in einer Schüssel mit heißem Wasser überbrühen. Kurz ziehen lassen, herausnehmen und mit einem Messer die Haut abziehen. Dann die Pfirsiche halbieren, entkernen und in mundgerechte Stücke schneiden.

2 Den Babyspinat verlesen, waschen und trocken schleudern. Die Cashewnüsse mit einem Messer grob hacken.

3 Den Zitronenthymian waschen und trocken schütteln, die Blättchen abzupfen. Den Honig mit Essig und Öl verrühren, den Zitronenthymian dazugeben und das Dressing mit Salz und Pfeffer abschmecken.

4 Pfirsiche, Spinat und Cashews in eine Schüssel geben und das Dressing darübergeben.

Warum gesund?

Ein Großteil aller Vitamine und Mineralstoffe ist sehr hitzeempfindlich. Deshalb dürfen Obst und Gemüse gerne täglich roh verzehrt werden, um ihr gesundheitsförderndes Potenzial voll und ganz auszuschöpfen.

Gefüllte Avocado mit Mandeltaboulé

Benötigte Zeit: 25 Min.

Für 2 Personen

120 g Couscous

1 Avocado

3–4 reife Tomaten

150 ml Gemüsebrühe

1 Bund Petersilie

20 g Mandelkerne

3 EL Balsamessig

1 TL Honig

2 EL Olivenöl

Pfeffer

Salz

1 Den Couscous in eine Schüssel geben. Die Gemüsebrühe zum Kochen bringen, über den Couscous gießen und diesen etwa 10 Minuten quellen lassen.

2 Inzwischen die Petersilie waschen, trocken schütteln und grob hacken. Die Mandelkerne ebenfalls grob hacken.

3 Die Tomaten waschen, halbieren, vom Stielansatz befreien und die Kerne mit einem Löffel entfernen. Das Fruchtfleisch in kleine Würfel schneiden. Essig, Honig und Olivenöl mischen und über die Tomatenwürfel geben.

4 Den Couscous mit einer Gabel auflockern, Petersilie und Mandeln untermischen.

5 Die Avocado halbieren und entsteinen, mit Salz und Pfeffer würzen. Dann eine Grillpfanne erhitzen, die Hälften mit der Schnittfläche nach unten hineinlegen und bei kleiner Hitze 2–3 Minuten braten.

6 Die gegrillten Avocadohälften jeweils auf einen Teller geben und den Tomatensalat hineingeben. Die gefüllten Avocadohälften mit der Mandeltaboulé servieren.

Warum gesund?

Petersilie ist ein tolles Kraut: Sie enthält verhältnismäßig viel Vitamin C, das wichtig ist fürs Immunsystem. Außerdem hat sie eine stark entwässernde Wirkung und unterstützt so Nieren und Galle.

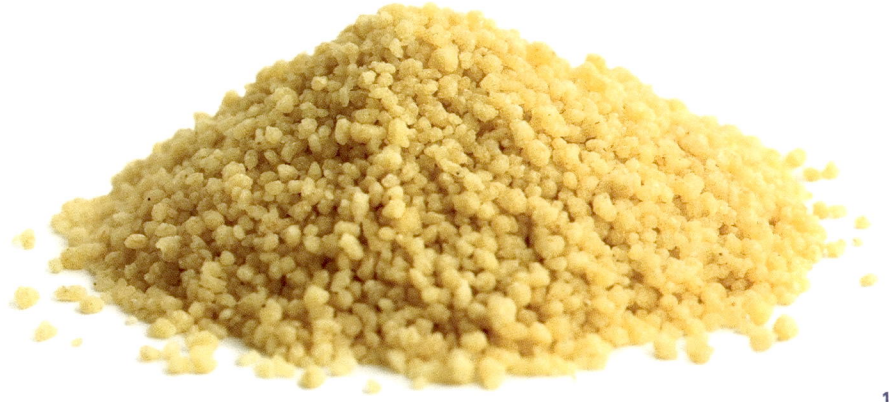

Kartoffel-Kräuter-Salat mit Quark

Benötigte Zeit: 30 Min.
Für 2 Personen
400 g festkochende Kartoffeln
125 g Quark (20 % Fett)
2 EL Ajvar
1 Bund gemischte Kräuter
30 ml Gemüsebrühe
1 EL Olivenöl
2 EL Apfelessig
Cayennepfeffer
Pfeffer
Salz

1 Die Kartoffeln in einen Topf geben, knapp mit Wasser bedecken und ca. 20 Minuten gar kochen. Anschließend kurz ausdämpfen lassen, pellen und in mundgerechte Stücke schneiden.
2 Die Kräuter waschen, trocken schütteln und grob hacken.
3 Die Gemüsebrühe mit Öl, Apfelessig, Salz und Pfeffer verrühren. Das Dressing über die Kartoffeln geben und die Kräuter unterrühren.
4 Den Quark mit Ajvar verrühren und mit Cayennepfeffer abschmecken. Den Kartoffel-Kräuter-Salat mit dem Dip servieren.

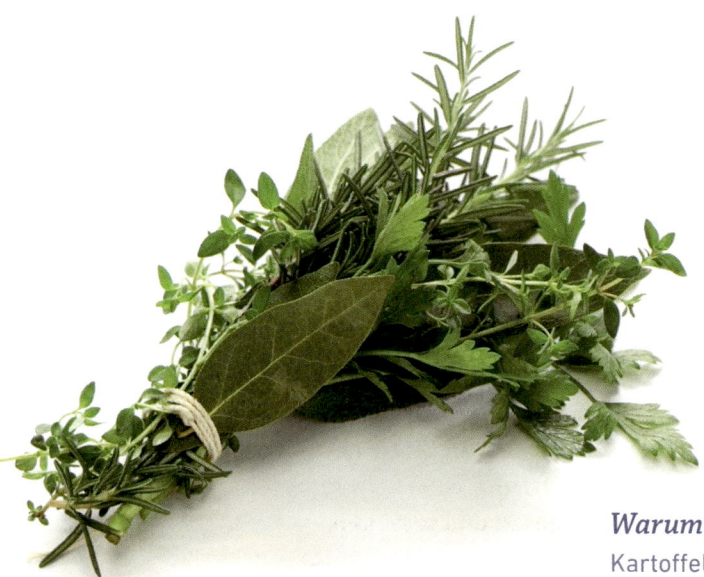

Warum gesund?
Kartoffeln und Quark sind eine super Proteinkombination: Die enthaltenen Aminosäuren ergänzen sich optimal und versorgen den Körper mit sättigendem Eiweiß.

Süßkartoffel mit Austernpilzen und Feta

Benötigte Zeit: 30 Min.

Für 2 Personen

1 große Süßkartoffel
300 g Austernpilze
150 g Schafskäse (Feta)
1 kleine Zwiebel
1 Knoblauchzehe
1 rote Chilischote
½ Bund Petersilie
20 g Pinienkerne
2 EL Olivenöl
2 EL Balsamessig
Salz

Warum gesund?

In diesem Gericht stecken dank der Süß-kartoffel nicht nur eine Menge komplexer Kohlenhydrate, sondern kombiniert mit Feta und Austernpilzen auch zwei unter-schiedliche Arten Protein.

1 Die Süßkartoffel schälen und in dünne Scheiben schneiden. Die Knoblauchzehe schälen und fein würfeln. Die Chilischote waschen, putzen und fein hacken.
1 EL Olivenöl in einer Pfanne erhitzen, Knoblauch und Chili darin kurz andüns-ten. Dann die Süßkartoffelscheiben dazugeben und ca. 10 Minuten weich dünsten, dabei immer wieder wenden. Die Süßkartoffeln mit etwas Salz ab-schmecken.

2 Inzwischen die Austernpilze putzen und in mundgerechte Stücke schneiden. Die Zwiebel schälen und in kleine Würfel schneiden. 1 EL Olivenöl in einer Pfanne erhitzen und die Zwiebel darin glasig dünsten. Dann die Austernpilze dazuge-ben und ca. 5 Minuten braten. Die Aus-ternpilze mit etwas Salz würzen und mit dem Balsamessig ablöschen.

3 Die Petersilie waschen, trocken schütteln und die Blättchen grob hacken. Den Feta mit den Händen grob zerbröseln und mit der Petersilie vermengen.

4 Die Süßkartoffelscheiben auf zwei Teller verteilen. Die gebratenen Austern-pilze daraufgeben, den Feta darüber-streuen. Zuletzt die Pinienkerne darüber-geben und servieren.

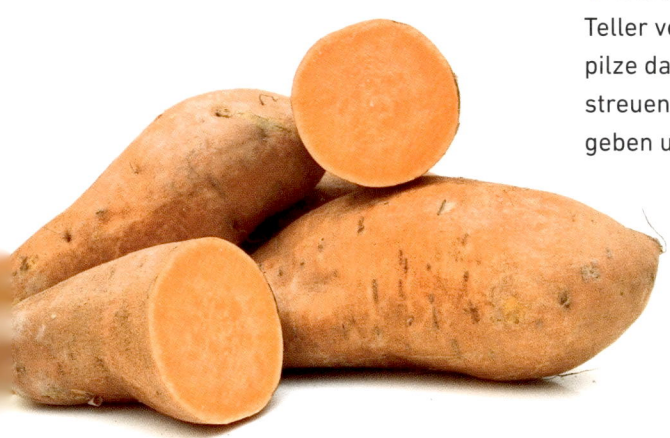

Gefüllte Süßkartoffel mit Spinat

Benötigte Zeit: 1 Std.

Für 2 Personen

1 große Süßkartoffel
200 g Spinat
1 Schalotte
1 Bio-Orange
50 g Cashewkerne
2 EL neutrales Pflanzenöl
1 TL mildes Currypulver
2 EL Sojasoße

Warum gesund?

Süßkartoffeln enthalten kaum Fett, dafür jede Menge komplexe Kohlenhydrate – die machen lange satt und lassen den Blutzuckerspiegel nur langsam ansteigen. Außerdem versorgen sie uns mit Vitamin E, Kalium und Betacarotin.

1 Den Backofen auf 200 °C (Ober-/Unterhitze) vorheizen. Die Süßkartoffel waschen, halbieren und die Schnittflächen mit jeweils 1 TL Öl bepinseln. Dann die Süßkartoffelhälften mit der Schnittfläche nach unten auf ein mit Backpapier belegtes Blech legen und ca. 45 Minuten weich backen.

2 Den Spinat verlesen, waschen und trocken schleudern. Die Schalotte schälen und fein würfeln. Die Orange heiß abwaschen, abtrocknen und die Schale einer Hälfte abreiben. Die Orange auspressen. Die Cashewkerne grob hacken.

3 Das restliche Öl in einem kleinen Topf erhitzen, die Schalotte darin anschwitzen. Das Currypulver ins Öl einrühren, dann den Spinat in den Topf geben und zusammenfallen lassen. Dann die Sojasoße, Orangenschale und -saft zum Spinat geben.

4 Die Süßkartoffel aus dem Ofen nehmen und je eine Hälfte auf einen Teller geben. Den Spinat darübergeben und die Portionen mit den Cashewkernen bestreuen.

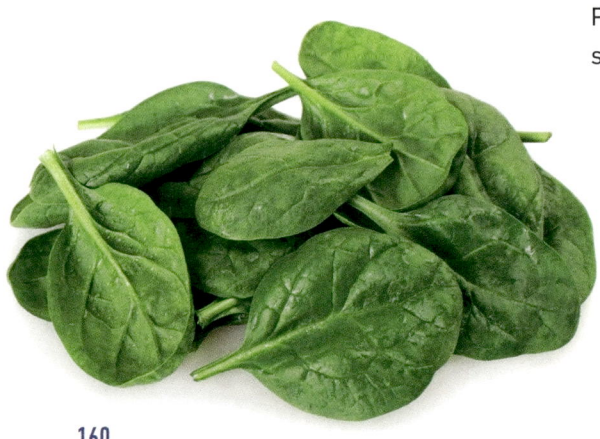

Bunte Gemüsepfanne mit Ziegenkäse

Benötigte Zeit: 20 Min.
Für 2 Personen

150 g Ziegenfrischkäse
100 g Champignons
1 Zucchini
300 g Kirschtomaten
1 gelbe Paprikaschote
1 kleine Zwiebel
1 Knoblauchzehe
30 g Sonnenblumenkerne
1 EL Olivenöl
2 Zweige Rosmarin
1 Zweig Thymian
1 EL Honig
Pfeffer
Salz

1 Die Zwiebel schälen und fein würfeln. Die Champignons putzen und eventuell halbieren. Die Zucchini waschen, putzen, längs halbieren und in Stücke schneiden. Die Tomaten waschen. Die Paprika waschen, halbieren, von Stiel und Kerngehäuse befreien und in mundgerechte Stücke schneiden. Rosmarin und Thymian waschen, trocken schütteln und die Blättchen bzw. Nadeln von den Stielen lösen. Die Knoblauchzehe mit dem Handballen andrücken.

2 Das Öl in einer Pfanne erhitzen und Zwiebel sowie Knoblauchzehe darin anschwitzen. Zuerst die Pilze und die Sonnenblumenkerne in die Pfanne geben und kurz anbraten, dann die Zucchini dazugeben und ca. 2 Minuten braten. Tomaten und Paprika dazugeben und ca. 1 Minute mitbraten. Dann die Kräuter zum Gemüse geben, den Honig hinzugeben und alles einmal durchschwenken. Die Gemüsepfanne mit Salz und Pfeffer abschmecken.

3 Zum Servieren das Gemüse auf Teller verteilen und den Ziegenfrischkäse in Klecksen obenauf setzen.

Warum gesund?

Bunt ist gesund! In diesem Gericht treffen sich viele unterschiedliche Gemüsesorten, sodass der Anteil an Vitalstoffen sehr hoch ist. Ziegenkäse und Sonnenblumenkerne versorgen nicht nur mit gesunden Fetten, sondern machen dank ihres Proteingehalts auch schön satt.

Schneller Tofu-Gemüse-Wok

Benötigte Zeit: 30 Min.

Für 2 Personen

150 g Naturtofu

350 g Brokkoli

1 Bio-Orange

2 rote Paprikaschoten

1 rote Chilischote

1 Knoblauchzehe

1 Stück Ingwer (ca. 2 cm)

30 g Erdnusskerne (geröstet und
    gesalzen)

3 EL neutrales Pflanzenöl

2 EL Sesamöl

2 EL Sojasoße

1 EL Honig

Warum gesund?

Brokkoli ist ein kalorienarmes, aber nährstoffreiches Gemüse: Er liefert wichtige Vitamine wie C, E und K, außerdem eine nennenswerte Menge an Folsäure, Magnesium und Zink.

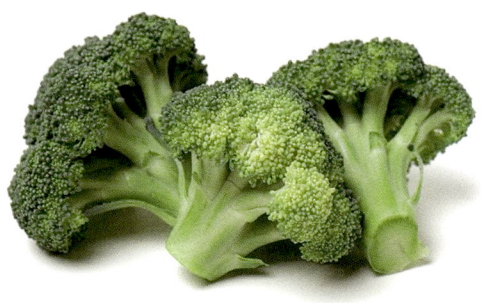

1 Orange heiß abspülen, abtrocknen und die Schale mit einem Sparschäler dünn abschälen. Die Schale in feine Streifen schneiden. Die Orange auspressen und den Saft beiseitestellen. Knoblauch und Ingwer schälen und fein hacken. Orangenschale, Knoblauch und Ingwer mit dem Öl mischen. Den Tofu in 1 cm große Stücke schneiden und ca. 10 Minuten im Sesamöl marinieren.

2 Den Brokkoli waschen, putzen und in Röschen teilen. Den Stiel schälen und in Würfel schneiden. Paprika und Chili waschen, halbieren und entkernen, dann in Streifen schneiden. Die Erdnüsse grob hacken.

3 Einen Wok oder eine tiefe Pfanne stark erhitzen. 1 EL Öl hineingeben und den Brokkoli darin in 2 Portionen unter Rühren jeweils 1 Minute braten, dann herausnehmen und beiseitestellen. Wieder 1 EL Öl in den Wok geben und die Paprikastreifen darin 1 Minute unter Rühren braten.

4 Brokkoli, Tofuwürfel mit Marinade, Chilistreifen und Erdnüsse in den Wok geben und weitere 30 Sekunden unter Rühren mitbraten.

5 Sojasoße, Honig und Orangensaft mischen und in den Wok geben. Alles 4–5 Minuten zugedeckt garen, dann noch mal mit etwas Sojasoße abschmecken. Den Gemüsewok mit Reis servieren.

Krosse Tofuwürfel mit Erdnuss

Benötigte Zeit: 1 Std. Marinieren + 15 Min.

Für 2 Personen

300 g Naturtofu
50 g Erdnusskerne (geröstet und
    gesalzen)
1 Frühlingszwiebel
1 Knoblauchzehe
3 EL Sojasoße
3 EL Erdnussöl

Warum gesund?

Tofu ist eine ausgesprochen gute Quelle für pflanzliches Protein und somit ein echter Sattmacher. Dies und sein niedriger Fettgehalt machen ihn zu einem idealen Lebensmittel für alle, die ihr Gewicht dauerhaft halten wollen.

1 Den Tofu in ca. 1 cm große Würfel schneiden und mit der Sojasoße und 1 EL Erdnussöl in eine Schüssel geben. Den Knoblauch schälen und dazupressen. Alles gut durchmischen, dann abgedeckt ca. 1 Stunde marinieren lassen.

2 Die Frühlingszwiebel waschen, putzen und in Ringe schneiden. Die Erdnüsse grob hacken.

3 Den Tofu in ein Sieb abgießen, die Marinade dabei auffangen. Die restlichen 2 EL Erdnussöl in einer Pfanne erhitzen und den Tofu darin in ca. 5 Minuten von allen Seiten goldbraun anbraten. Herausnehmen und auf einem Teller beiseitestellen.

4 Die Marinade mit 5 EL Wasser in der Pfanne zum Kochen bringen. Die Speisestärke mit 1 EL Wasser anrühren und die Soße damit abbinden. Die gehackten Erdnüsse unter die Soße rühren.

5 Den gebratenen Tofu auf zwei Teller verteilen, die Soße darübergeben und die Frühlingszwiebeln darüberstreuen. Dazu passt ein grüner Salat.

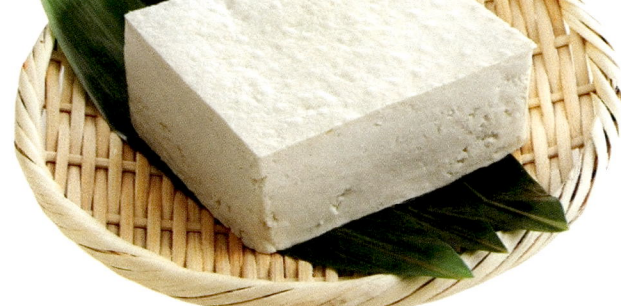

Tofu-Gemüse-Wok

Benötigte Zeit: 30 Min.
Für 2 Personen
300 g Naturtofu
120 g Naturreis
200 g TK-Grüne-Bohnen
2 Möhren
1 Zwiebel
1 Stück Ingwer (ca. 1 cm)
30 g Erdnusskerne (geröstet und
   gesalzen)
2 EL Erdnussöl
30 ml Gemüsebrühe
2 EL Sojasoße
1 EL Fischsoße
Cayennepfeffer
Salz

1 Den Reis mit etwas Salz und 240 ml Wasser in einen Topf geben. Einmal aufkochen lassen, dann die Hitze auf die kleinste Stufe reduzieren und den Reis bei geschlossenem Deckel ca. 10 Minuten ausquellen lassen.
2 In einem Topf reichlich Salzwasser zum Kochen bringen und die Bohnen darin ca. 10 Minuten garen.
3 Inzwischen den Tofu in Würfel schneiden. Den Ingwer schälen und fein würfeln. Die Zwiebel schälen, halbieren und in Streifen schneiden. Die Möhren putzen und schräg in dünne Scheiben schneiden. Die Erdnüsse grob hacken. Die Bohnen in ein Sieb abgießen und kurz abtropfen lassen.

4 Das Öl in einem Wok erhitzen. Die Zwiebel hineingeben und unter Rühren anbraten. Die Möhren, den Ingwer und die Bohnen dazugeben und kurz mitbraten, dann die Gemüsebrühe angießen und alles kurz köcheln lassen. Den Tofu dazugeben, dann Soja- und Fischsoße unterrühren. Zum Schluss die Erdnüsse dazugeben und alles mit Cayennepfeffer abschmecken. Den Tofu-Gemüse-Wok mit dem Reis servieren.

Warum gesund?

Weißer Reis galt lange Zeit als das Schlankfood schlechthin: kalorienarm und sättigend. Noch vorteilhafter ist allerdings die Vollkornvariante. Hier sind noch alle Mineralstoffe vorhanden, außerdem bewirken die Ballaststoffe, dass der Blutzucker nach dem Verzehr nicht in die Höhe schießt – das beugt Heißhunger vor.

Gebratener Tofu mit Sesamgemüse

Benötigte Zeit: 30 Min.

Für 2 Personen

250 g Räuchertofu

1 Zucchini

1 grüne Paprikaschote

150 g Zuckerschoten

1 Frühlingszwiebel

¼ Spitzkohl

2 EL neutrales Pflanzenöl

2–3 EL Sesamsaat

1 EL Honig

3 EL Sojasoße

Pfeffer

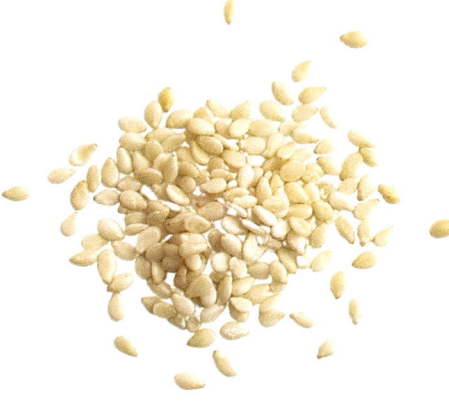

1 Zucchini, Paprika, Zuckerschoten und Frühlingszwiebel waschen. Zucchini putzen, halbieren und in Stücke schneiden. Paprika putzen, halbieren, von Stiel und Kernen befreien und in Streifen schneiden. Frühlingszwiebel putzen, längs halbieren und in Streifen schneiden. Den Kohl putzen, äußere Blätter und den Strunk entfernen. Dann den Kohl in Streifen schneiden. Den Tofu in 1,5 cm große Würfel schneiden.

2 Das Öl in einer großen Pfanne erhitzen und den Tofu darin 2–3 Minuten von allen Seiten goldbraun braten. Herausnehmen und beiseitestellen.

3 Das Gemüse in die Pfanne geben und ca. 5 Minuten unter Rühren anbraten. Dann mit Sojasoße ablöschen und den Honig unter das Gemüse rühren. Alles mit Pfeffer abschmecken. Dann Tofu und Sesam dazugeben und kurz unterrühren. Den Tofu mit dem Gemüse servieren.

Warum gesund?

Sesam enthält viel Kalzium, das wichtig für den Knochenaufbau ist, außerdem das immunstärkende Spurenelement Selen. Vor allem aber bringt er pflanzliches Eisen mit, das dank des Vitamin C der Paprika noch besser aufgenommen werden kann.

Brokkoli-Curry mit Tofu und Ananas

Benötigte Zeit: 30 Min.

Für 2 Personen

200 g Brokkoli

200 g Naturtofu

50 g Ananas

1 große Möhre

1 rote Zwiebel

1 Knoblauchzehe

1 rote Chilischote

1 EL neutrales Pflanzenöl

2 TL mildes Currypulver

3 EL Sojasoße

200 g Kokosmilch light (9 % Fett)

Pfeffer

Salz

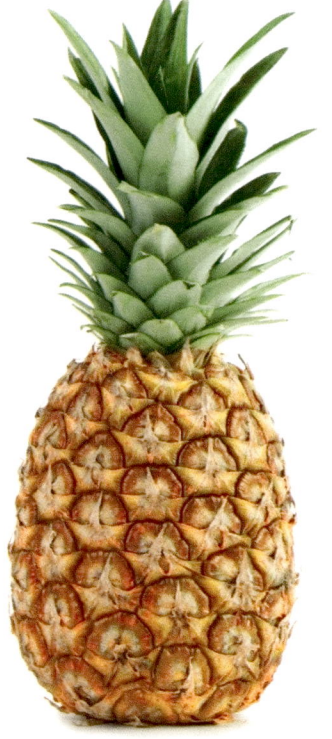

1 Zwiebel und Knoblauch schälen, die Zwiebel in Streifen schneiden, den Knoblauch fein würfeln. Die Chilischote waschen, putzen und in feine Ringe schneiden. Den Brokkoli putzen, waschen und in kleine Röschen teilen. Den Stiel schälen und in 1 cm große Stücke schneiden. Die Möhre waschen, putzen und in schräge Scheiben schneiden. Die Ananas schälen und in 1 cm große Stücke schneiden. Den Tofu in 1 cm große Stücke schneiden.

2 Das Öl in einer tiefen Pfanne erhitzen. Das Currypulver darin kurz andünsten, dann Zwiebel und Knoblauch dazugeben und kurz braten. Brokkoli, Möhre und Chili in die Pfanne geben und kurz mitbraten, den Tofu dazugeben. Kokosmilch und Sojasauce dazugeben und alles mit geschlossenem Deckel bei mittlerer Hitze ca. 10 Minuten garen. Dann die Ananas zum Gemüse geben, alles mit Salz und Pfeffer abschmecken und servieren.

Warum gesund?

Brokkoli und Tofu sind eine tolle Kombination: Tofu bringt eine gute Portion Eiweiß auf den Teller, Brokkoli und Ananas versorgen mit Vitamin C.

Kichererbsen-Curry mit Zuckerschoten

Benötigte Zeit: 30 Min.
Für 2 Personen

1 Dose Kichererbsen (240 g Abtropfgewicht)
120 g Naturreis
100 g Möhren
75 g Zuckerschoten
1 Zwiebel
1 Knoblauchzehe
1 EL neutrales Pflanzenöl
1 EL rote Currypaste
100 ml Kokosmilch light (9 % Fett)
200 ml Gemüsebrühe
2 EL Sojasoße
½ Limette
Salz

Warum gesund?

Hülsenfrüchte wie Kichererbsen versorgen uns mit wertvollen Proteinen und
komplexen Kohlenhydraten. Insbesondere
diese komplexen Kohlenhydrate lassen
unseren Blutzuckerspiegel nur langsam
ansteigen – und zwar nicht nur, was den
direkten Verzehr betrifft, sondern auch
noch bei der darauffolgenden Mahlzeit.
Dieses Phänomen ist als *Second Meal
Effect* bekannt.

1 Den Reis mit etwas Salz und 240 ml
Wasser in einen Topf geben. Einmal
aufkochen lassen, dann die Hitze auf die
kleinste Stufe reduzieren und den Reis
bei geschlossenem Deckel ca. 10 Minuten
ausquellen lassen.

2 Die Zwiebel und den Knoblauch
schälen und fein würfeln. Die Möhren
putzen, schälen und schräg in Scheiben
schneiden. Die Zuckerschoten waschen
und in einem Sieb abtropfen lassen. Die
Kichererbsen ebenfalls durch ein Sieb
abgießen und abtropfen lassen.

3 Das Öl in einer Pfanne erhitzen.
Zwiebel und Knoblauch darin unter
Rühren andünsten, dann die Möhren
dazugeben und kurz mitdünsten.
Die Currypaste dazugeben und ebenfalls
kurz mitdünsten, dann alles mit Kokos-
milch und Gemüsebrühe ablöschen.
Das Gemüse ca. 4 Minuten kochen lassen.

4 Kichererbsen und Zuckerschoten zum
Curry geben und ca. 2 Minuten mitgaren.
Dann das Curry mit Sojasoße abschme-
cken und mit dem Reis servieren.

Bohnen-Tofu-Pfanne

Benötigte Zeit: 20 Min.

Für 2 Personen

1 Dose Kidneybohnen
  (240 g Abtropfgewicht)
200 g Räuchertofu
1 kleine Dose Mais (125 g)
1 Dose Tomaten (400 g)
2 Schalotten
1 Knoblauchzehe
1 TL Kurkuma
1 TL Paprikapulver (edelsüß)
1 TL Paprikapulver (geräuchert)
2 EL neutrales Pflanzenöl
1 EL Honig
Pfeffer
Salz

1 Die Schalotten und die Knoblauchzehe schälen und fein würfeln. Den Räuchertofu mit dem Finger fein zerbröseln. Die Kidneybohnen und den Mais durch ein Sieb abgießen und abtropfen lassen.

2 Das Öl in einer tiefen Pfanne erhitzen. Schalotten und Knoblauch darin anschwitzen, dann den Räuchertofu und die Gewürze dazugeben und ca. 1 Minute unter Rühren anbraten. Dann die Bohnen und den Mais dazugeben, kurz mitbraten und anschließend alles mit den Tomaten ablöschen.

3 Alles ca. 4 Minuten köcheln lassen, dann mit Salz, Pfeffer und Honig abschmecken und servieren.

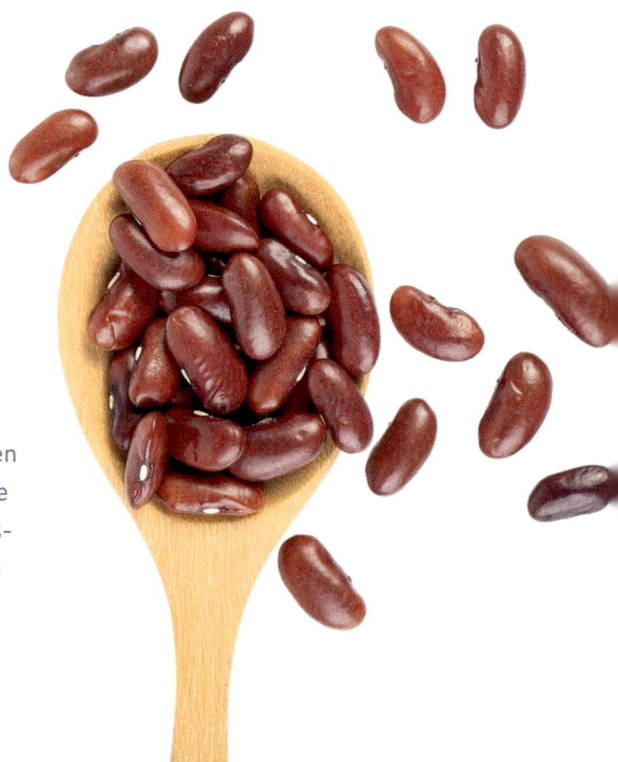

Warum gesund?

Kidneybohnen sind reich an Eiweiß und komplexen Kohlenhydraten, vor allem aber an Ballaststoffen: 100 Kidneybohnen enthalten ganze 21 g davon. Ballaststoffe sind sehr wichtig für das Verdauungssystem, denn unsere Darmbakterien ernähren sich davon.

Mediterrane Putenpfanne mit Gemüse

Benötigte Zeit: 30 Min.

Für 2 Personen

300 g Putenbrustfilet

400 g festkochende Kartoffeln

1 rote Paprika

1 rote Zwiebel

2 Zweige Rosmarin

2 EL Olivenöl

Pfeffer

Salz

1 Kartoffeln schälen, waschen, in Würfel schneiden und in kochendem Salzwasser in 20 Minuten gar kochen.

2 Inzwischen die Paprika waschen, halbieren, entkernen und in Stücke schneiden. Die Zwiebel schälen und in Streifen schneiden. Den Rosmarin waschen, trocken schütteln und die Nadeln abzupfen.

3 Das Putenfleisch mit Küchenpapier trocken tupfen und in Streifen schneiden. Das Öl in einer Pfanne erhitzen, die Putenbruststücke rundherum scharf anbraten. Dann herausnehmen und auf einem Teller beiseitestellen.

4 Die Kartoffeln abgießen, vierteln und in der Pfanne goldgelb anbraten. Die Zwiebelstreifen, Rosmarin, Fleisch und Paprikastücke dazugeben und alles für ca. 3 Minuten mitbraten. Die Putenpfanne noch mit Salz und Pfeffer abschmecken, dann sofort servieren.

Warum gesund?

Kartoffeln machen dank ihrer komplexen Kohlenhydrate nicht nur lange satt, sie sind auch die perfekte Ergänzung zum Eiweiß aus dem Putenfleisch: Sie erhöhen die biologische Wertigkeit des Proteins, das bedeutet, dass der Körper dank dieser Kombination noch mehr Eiweiß aufnehmen kann.

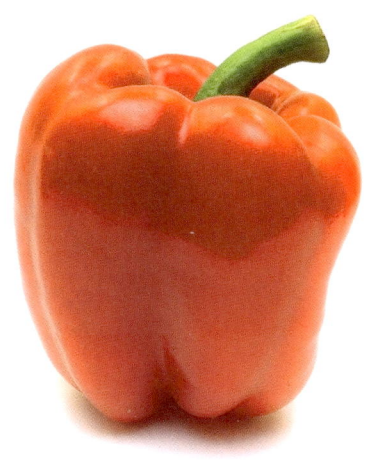

Ingwer-Hähnchen-Pfanne

Benötigte Zeit: 25 Min.
Für 2 Personen

250 g Hähnchenbrustfilet
150 g Mungobohnensprossen
1 Salatgurke
¼ Knollensellerie
1 große Zwiebel
1 Knoblauchzehe
1 Stück Ingwer (ca. 2 cm)
150 ml Geflügelbrühe
2 EL Sojasoße
1 gestr. TL Speisestärke
3 EL Rapsöl

Warum gesund?

Mungobohnensprossen dürfen gerne öfter auf unserem Speiseplan stehen: Die gekeimten Bohnen sind dank ihres hohen Ballaststoffgehaltes sehr bekömmlich und haben einen hohen Proteingehalt. Hier ist insbesondere der hohe Lysingehalt interessant, eine essenzielle Aminosäure, die unser Körper nicht selbst herstellen kann.

1 Die Gurke waschen und putzen, dann längs halbieren und die Kerne mit abtropfen lassen. Die Zwiebel schälen, halbieren und in Streifen schneiden. Knoblauch und Ingwer schälen und fein hacken. Den Sellerie schälen und in kleine Stücke schneiden.

2 Das Fleisch mit Küchenpapier abtupfen und in Streifen schneiden. Die Hähnchenstücke mit 1 TL Sojasoße, der Stärke und dem Ingwer in einer Schüssel mischen.

3 Das Öl in einer großen Pfanne erhitzen. Zwiebel, Knoblauch und Sellerie darin ca. 2 Minuten anschwitzen. Dann das Gemüse aus der Pfanne geben und auf einem Teller beiseitestellen. Das Fleisch in die Pfanne geben und 2 Minuten bei großer Hitze scharf anbraten. Die Geflügelbrühe angießen und das Gemüse mit Gurke und Mungobohnensprossen zurück in die Pfanne geben. Alles ca. 2 Minuten köcheln lassen und servieren.

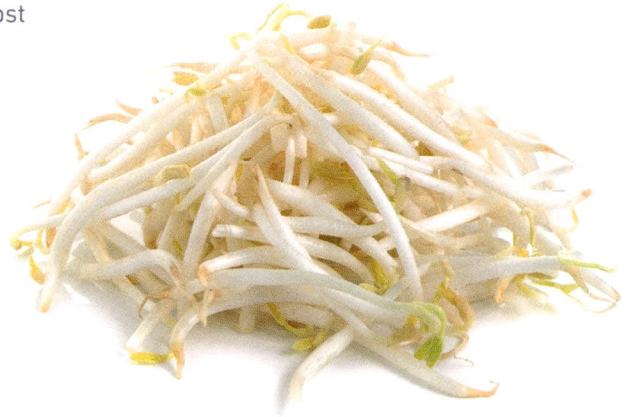

Hähnchenbrust mit Knusperkruste

Benötigte Zeit: 45 Min.
Für 2 Personen

2 Hähnchenbrustfilets
300 g gemischter Salat
1 Ei
40 g Mandelkerne
2 EL Olivenöl
2 EL Dijonsenf
2 EL Balsamessig
Pfeffer
Salz

Warum gesund?

Hähnchenfleisch und Mandeln sind eine tolle Kombination hochwertiger Proteine. Sie machen nachhaltig satt, sind dabei fettarm und bekömmlich.

1 Den Backofen auf 200 °C (Ober-/Unterhitze) vorheizen. Die Mandeln hacken und auf einem Teller beiseitestellen. Das Ei trennen und das Eiweiß auf einem tiefen Teller verquirlen (das Eigelb anderweitig verwenden).

2 Das Hähnchenfleisch mit Küchenpapier abtupfen und mit etwas Salz und Pfeffer würzen. Dann das Fleisch langsam durch das Eiweiß ziehen und in die vorbereiteten Mandeln legen. Die Mandeln gut andrücken. Die Filets auf ein mit Backpapier belegtes Blech legen und im heißen Ofen ca. 15 Minuten garen.

3 Den Salat waschen und trocken schleudern. Olivenöl mit Senf und Essig vermischen und das Dressing mit Salz und Pfeffer abschmecken. Den Salat auf zwei Teller verteilen und mit dem Dressing beträufeln. Die Hähnchenbrustfilets aus dem Ofen nehmen, mit einem scharfen Messer schräg in Streifen aufschneiden und auf dem Salat garnieren.

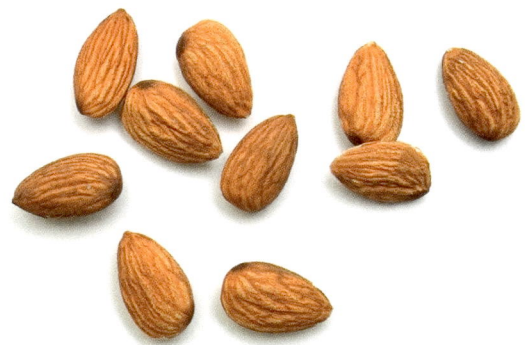

Hähnchen-Gemüse-Pfanne

Benötigte Zeit: 30 Min.

Für 2 Personen

200 g Hähnchenbrustfilet
300 g grüner Spargel
300 g Kirschtomaten
2–3 getrocknete Tomaten
  (Soft-Tomaten)
1 kleine Zwiebel
3 Zweige Thymian
20 g Pinienkerne
2 EL Olivenöl
Pfeffer
Salz

Warum gesund?

Spargel wirkt stark entwässernd und kann so helfen, den Blutdruck zu senken. Grund dafür ist sein hoher Gehalt an Kalium und Asparaginsäure.

1 Den Spargel waschen und putzen. Die holzigen Enden abschneiden und das untere Drittel der Stangen schälen. Dann die Stangen in ca. 4 cm lange Stücke schneiden. Die Kirschtomaten waschen. Die Zwiebel schälen und fein würfeln. Die getrockneten Tomaten in kleine Stücke schneiden. Den Thymian waschen, trocken schütteln und die Blättchen abstreifen.

2 Das Hähnchenfleisch mit Küchenpapier abtupfen, dann in mundgerechte Stücke schneiden.

3 Das Olivenöl in einer Pfanne erhitzen und das Hähnchenfleisch darin rundherum goldbraun anbraten. Dann herausnehmen und auf einem Teller beiseitestellen.

4 Die Zwiebel in der Pfanne anschwitzen, dann Spargel und Tomaten dazugeben und kurz mitbraten. Getrocknete Tomaten und Pinienkerne in die Pfanne geben und alles für ca. 2 Minuten unter Rühren braten. Mit 3–4 EL Wasser ablöschen und das Fleisch zurück in die Pfanne geben. Den Thymian und die Pinienkerne zum Gemüse geben und alles mit Salz und Pfeffer abschmecken.

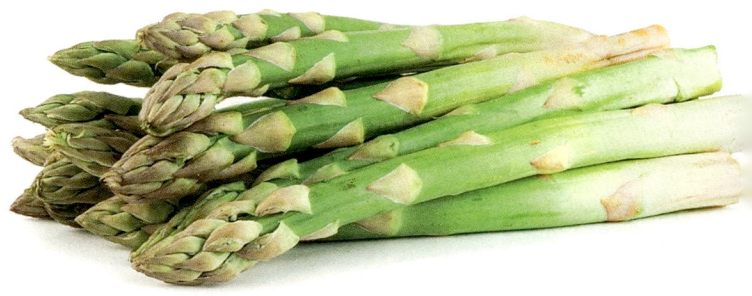

Mediterraner Linsensalat mit Hähnchen

Benötigte Zeit: 45 Min.

Für 2 Personen

150 g rote Linsen
200 g Hähnchenbrustfilet
1 rote Paprika
1 kleine Zwiebel
2 Zweige Thymian
500 ml Geflügelbrühe
300 ml Gemüsebrühe
1 EL neutrales Pflanzenöl
1 EL Honig
2 EL Balsamessig
Pfeffer
Salz

Warum gesund?

Wer auf sein Gewicht achten möchte, darf Linsen ab jetzt gerne öfter auf den Tisch bringen: Die kleinen Kraftpakete punkten mit hochwertigem Protein und komplexen Kohlenhydraten, sind aber bemerkenswert kalorienarm.

1 Die Geflügelbrühe in einem großen Topf aufkochen. Das Hähnchenfleisch mit Küchenpapier abtupfen, dann in die Geflügelbrühe legen und ca. 20 Minuten gar ziehen lassen.

2 Inzwischen die Linsen in einem Sieb waschen und abtropfen lassen. Die Zwiebel schälen und fein würfeln. Das Öl in einem kleinen Topf erhitzen, die Zwiebeln darin glasig anschwitzen. Die Linsen dazugeben, kurz mit anschwitzen, dann die Gemüsebrühe angießen. Die Linsen offen ca. 15 Minuten gar köcheln lassen.

3 Die Paprika waschen, putzen, halbieren und von Stielen und Kernen befreien. Dann in kleine Stücke schneiden und nach ca. 10 Minuten Garzeit zu den Linsen geben.

4 Die Hähnchenbrust aus der Brühe nehmen, gut abtropfen lassen und mit einer Gabel in Stücke zupfen.

5 Den Thymian waschen, trocken schütteln und die Blättchen abzupfen. Honig, Essig und Thymianblättchen zu den Linsen geben und alles mit Salz und Pfeffer abschmecken. Zum Schluss die Hähnchenstücke unter die Linsen heben und servieren.

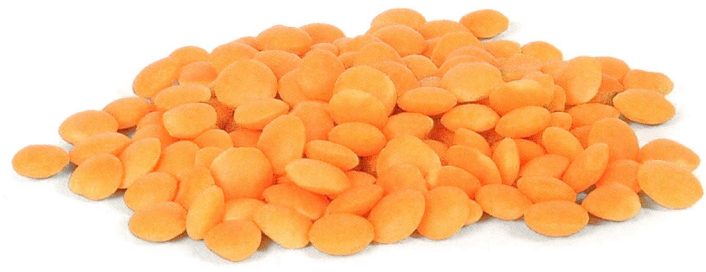

Forellenfilet mit Erbsenhaube

Benötigte Zeit: 25 Min.

Für 2 Personen

2 Forellenfilets (küchenfertig,
    Kühlregal)
200 g TK-Erbsen
1 Bio-Zitrone
1 Knoblauchzehe
8 Blättchen Minze
2–3 EL Olivenöl
Pfeffer
Salz

Warum gesund?

Fisch aus heimischen Gewässern hat ähnlich gesundheitsfördernde Inhaltsstoffe wie Seefisch: Hochwertiges Eiweiß, wenig Fett und vor allem die essenziellen Omega-3-Fettsäuren machen ihn zu einem rundum wertvollen Lebensmittel.

1 In einem großen Topf Wasser zum Kochen bringen und die Erbsen darin nach Packungsanweisung ca. 2–3 Minuten garen. Dann in ein Sieb abgießen und abtropfen lassen.

2 Den Backofen auf 200 °C (Ober-/Unterhitze) vorheizen. Etwas Schale von der Zitrone abreiben. Den Knoblauch schälen. Die Minzblättchen waschen und trocken schütteln. Die Erbsen mit Zitronenschale, Knoblauch, Minze und Olivenöl fein pürieren und alles mit Salz und Pfeffer abschmecken.

3 Die Fischfilets trocken tupfen und mit der Hautseite nach unten auf ein mit Backpapier belegtes Backblech legen. Das Erbsenpüree auf den Filets verteilen und diese für ca. 15 Minuten im vorgeheizten Ofen (Mitte) backen.

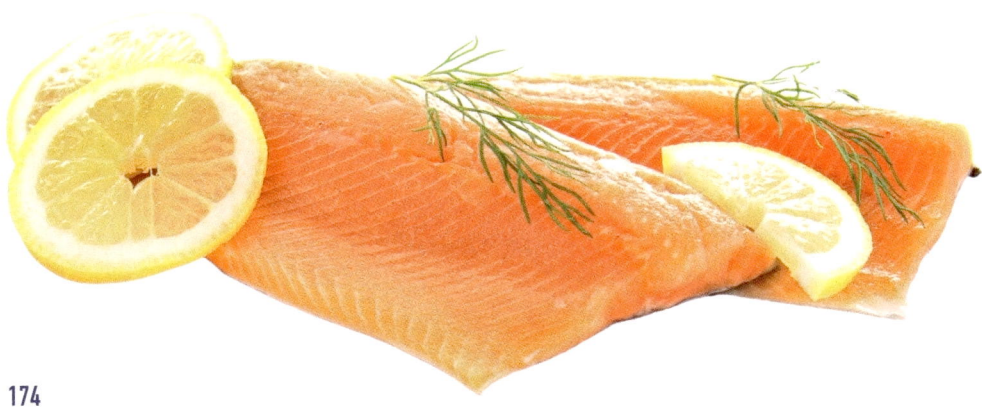

Asia-Lachs im Pergament mit Sesamspinat

Benötigte Zeit: 40 Min.

Für 2 Personen

300 g Lachsfilet (küchenfertig,
    ohne Haut)
200 g Blattspinat
2 Stiele Zitronengras
1 rote Chilischote
1 Frühlingszwiebel
1 Stück Ingwer (ca. 1 cm)
1 Knoblauchzehe
1 Bio-Limette
4 EL Sesamöl
1 EL Sojasoße
2 EL Sesamsaat
Pfeffer
Salz

1 Den Backofen auf 180 °C (Ober-/Unter-hitze) vorheizen. Den Lachs mit Küchen-papier trocken tupfen und in zwei Portio-nen schneiden.

2 Das Zitronengras waschen, putzen, die äußeren Schichten entfernen und in 1 cm breite Stücke schneiden. Die Chili-schote waschen, putzen, von Stiel und Kernen befreien und in feine Streifen schneiden. Die Frühlingszwiebel wa-schen, putzen und in schmale Ringe schneiden. Den Ingwer schälen und in feine Stifte schneiden. Den Knoblauch schälen und fein hacken. Die Limette heiß waschen und abtrocknen. Die Schale abreiben, anschließend den Saft auspressen. Limettenschale und -saft mit 3 EL Sesamöl, Zitronengras, Frühlingszwiebeln, Chili, Ingwer und Knoblauch mischen.

3 Den Lachs salzen und pfeffern, dann jeweils ein Lachsstück auf ein Stück Backpapier setzen und die Zitronengrasmischung darauf verteilen. Das Backpapier wie ein Bonbon an den Seiten mit Küchengarn verschließen und den Lachs im heißen Ofen 20–25 Minuten garen.

4 Inzwischen den Spinat verlesen, waschen und trocken schleudern. Den restlichen EL Sesamöl in einem kleinen Topf erhitzen. Den Spinat dazu-geben und zusammenfallen lassen. Dann die Sojasoße und den Sesam unterrühren und den Spinat mit etwas Pfeffer abschmecken.

5 Die Päckchen auf Tellern anrichten, vorsichtig öffnen und mit dem Spinat servieren.

Warum gesund?

Das Dämpfen im Pergamentpapier ist eine besonders bekömmliche Art der Zubereitung: Hier wird nicht nur Fett gespart, gleichzeitig ist es für die Lebensmittel besonders scho-nend und erhält so einen Großteil der Vitamine und Mineralstoffe.

Lachs mit Mangoldgemüse

Benötigte Zeit: 30 Min.
Für 2 Personen

250 g Lachsfilet (ohne Haut,
   küchenfertig)
500 g Mangold
100 g Bulgur
1 Bio-Orange
1 kleine Zwiebel
1 Knoblauchzehe
100 ml Gemüsebrühe
1 EL neutrales Pflanzenöl
Pfeffer
Salz

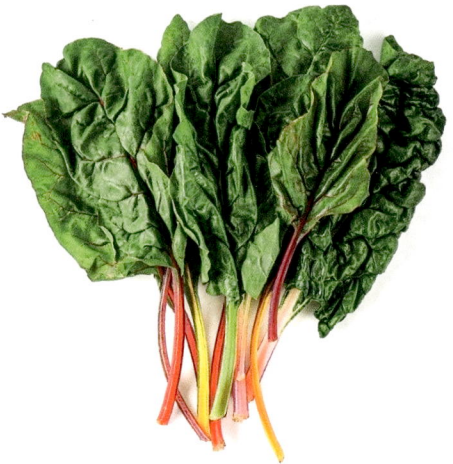

1 Den Bulgur mit 240 ml Wasser in einen Topf geben. Einmal aufkochen lassen, dann die Hitze auf die kleinste Stufe reduzieren und den Bulgur bei geschlossenem Deckel ca. 10 Minuten ausquellen lassen.

2 Den Mangold putzen und waschen, die weißen Stiele herausschneiden und quer in Streifen schneiden, das Grüne in Stücke schneiden. Die Zwiebel schälen und fein würfeln, den Knoblauch schälen und fein hacken. Die Orange heiß abwaschen, abtrocknen und die Schale fein abreiben.

3 Das Öl in einer Pfanne erhitzen. Zwiebel und Knoblauch darin anschwitzen, dann die weißen Mangoldteile hinzugeben und unter Rühren ca. 5 Minuten andünsten. Dann die Gemüsebrühe angießen und alles ca. 5 Minuten offen köcheln lassen.

4 Den Lachs trocken tupfen und in mundgerechte Stücke schneiden. Die Mangoldblätter und den Lachs zum restlichen Mangold in die Pfanne geben und ca. 5 Minuten garen, dabei öfter umrühren. Lachs und Mangold mit Salz und Pfeffer abschmecken und zum Schluss die abgeriebene Orangenschale dazugeben. Lachs-Mangold-Pfanne mit dem Bulgur servieren.

Warum gesund?

Neben Folsäure, B-Vitaminen und Beta-carotin enthält Mangold eine beachtliche Vielzahl sekundärer Pflanzenstoffe, etwa Chlorophyll und Carotinoide. Diese wirken entzündungshemmend, blutdrucksenkend, antioxidativ und immunstärkend.

Pasta mit geräucherter Makrele

Benötigte Zeit: 20 Min.

Für 2 Personen

300 g Vollkornnudeln (z. B. Penne)

125 g geräuchertes Makrelenfilet
  (Kühlregal)

1 kleine Zwiebel

1 Bio-Zitrone

100 ml Gemüsebrühe

100 g saure Sahne

2 EL TK-Schnittlauch

2 EL neutrales Pflanzenöl

Pfeffer

Salz

1 In einem großen Topf Salzwasser aufkochen und die Nudeln darin nach Packungsanweisung gar kochen.

2 Die Zwiebel schälen und fein würfeln. Die Zitrone heiß waschen, abtrocknen und die Schale abreiben. Das Öl in einer kleinen Pfanne erhitzen und die Zwiebel darin glasig anschwitzen. Das Makrelenfleisch etwas mit der Gabel zerzupfen und zur Zwiebel in die Pfanne geben. Die Gemüsebrühe angießen und kurz köcheln lassen. Dann die saure Sahne unterrühren. Die Soße mit Salz, Pfeffer und Zitronenschale abschmecken.

3 Die Nudeln auf zwei Teller verteilen, die Soße darübergeben und die Portionen jeweils mit Schnittlauch garnieren.

Warum gesund?

Vollkornnudeln sind im Vergleich zu solchen aus Weißmehl wesentlich wertvoller: Für diese Nudeln wird das volle Korn verarbeitet, sodass Vitamine und Mineralstoffe erhalten bleiben. Dank ihres hohen Ballaststoffgehaltes machen sie außerdem lang anhaltend satt.

Spaghetti mit Kürbiskernpesto und Kirschtomaten

Benötigte Zeit: 25 Min.

Für 2 Personen

200 g Vollkornspaghetti
100 Kirschtomaten
½ Bund Basilikum
30 g Kürbiskerne
20 g Parmesan
1 Bio-Zitrone
1 Knoblauchzehe
3 EL Gemüsebrühe
2 EL Kürbiskernöl
1 EL Olivenöl
Salz

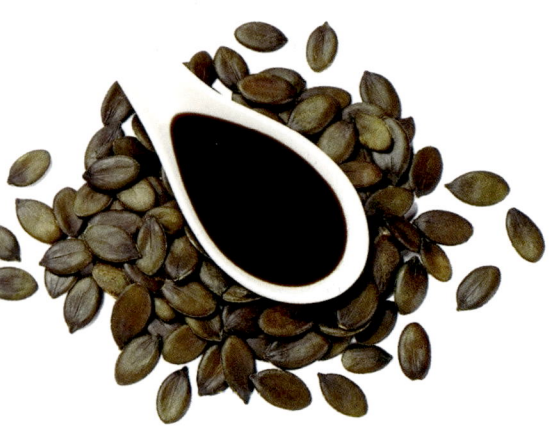

1 In einem großen Topf Salzwasser aufkochen und die Nudeln darin nach Packungsanweisung gar kochen.

2 Inzwischen die Zitrone heiß abwaschen, abtrocknen und die Schale abreiben. Den Knoblauch schälen. Den Parmesan fein reiben. Das Basilikum waschen, trocken schütteln und die Blätter abzupfen. Die Kürbiskerne in einer Pfanne ohne Fett anrösten, bis sie beginnen zu duften. Dann die Pfanne vom Herd ziehen.

3 Zitronenschale, Knoblauch, Parmesan, Basilikum und Kürbiskerne in einen hohen Mixbecher geben. Gemüsebrühe und Kürbiskernöl dazugeben und alles mit dem Pürierstab fein mixen. Das Pesto mit etwas Salz abschmecken.

4 Die Tomaten waschen. Das Olivenöl in einer kleinen Pfanne erhitzen und die Tomaten darin ca. 4 Minuten rundherum andünsten.

5 Die Nudeln abgießen, dabei etwas Nudelkochwasser auffangen. Das Pesto mit dem Nudelkochwasser verrühren. Die Nudeln auf zwei Teller verteilen, das Pesto unterheben. Die Kirschtomaten darauf verteilen und servieren.

Warum gesund?

Dieses Gericht ist eine wahre Eisenbombe. Sowohl die Vollkornpasta als auch die Kürbiskerne enthalten viel pflanzliches Eisen, dessen Aufnahme durch das Vitamin C der Tomaten optimiert wird.

Dinkelpasta mit Bärlauchpesto

Benötigte Zeit: 30 Min.
Für 2 Personen
400 g Dinkel-Vollkornspaghetti
1 Bund Bärlauch
50 g Pinienkerne
50 g Parmesan
2 EL Olivenöl
Salz

Warum gesund?
Dank der Vollkornpasta ist mit diesem
Gericht schon knapp die Hälfte des täglichen Ballaststoffbedarfs abgedeckt.
Ballaststoffe sind besonders wichtig für
eine gute Darmflora und tragen so zu
einer gesunden Verdauung bei.

1 Die Pinienkerne in einer Pfanne ohne
Fett anrösten, bis sie zu duften anfangen.
Dann die Pfanne vom Herd ziehen.
2 Den Bärlauch waschen, trocken schütteln und grob schneiden. Den Parmesan
fein reiben. Bärlauch, Pinienkerne,
Parmesan und Ölivenöl mit 1–2 EL
Wasser in einen hohen Mixbecher geben
und mit einem Pürierstab fein mixen.
3 Reichlich Salzwasser in einem großen
Topf zum Kochen bringen und die Nudeln
darin nach Packungsanweisung garen.
Dann in ein Sieb abgießen, dabei etwas
Nudelkochwasser auffangen. Die Nudeln
zurück in den Topf geben. Das Pesto mit
dem Nudelkochwasser mischen und
unter die Nudeln heben. Die Nudeln mit
Pesto auf zwei Teller verteilen und
servieren.

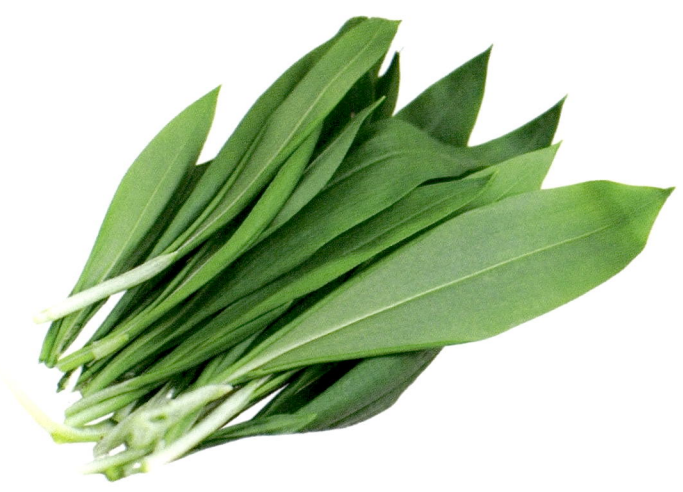

Pasta mit Radieschen und Kresse

Benötigte Zeit: 30 Min.

Für 2 Personen

200 g Vollkornnudeln (z. B. Farfalle)
1 Bund Radieschen
½ Beet Kresse
1 Schalotte
20 g Sonnenblumenkerne
1 EL neutrales Pflanzenöl
Pfeffer
Salz

1 Reichlich Salzwasser in einem großen Topf aufkochen und die Nudeln darin nach Packungsanweisung gar kochen.

2 Die Radieschen waschen, putzen und halbieren oder vierteln. Die Schalotte schälen und fein würfeln.

3 Das Öl in einer Pfanne erhitzen und die Schalotte glasig dünsten. Die Sonnenblumenkerne kurz mitbraten. Die Radieschen dazugeben und bei mittlerer Hitze braten, bis sie langsam glasig werden. Die Radieschen mit Salz und Pfeffer abschmecken, dann die Kresse vom Beet schneiden und unter die Radieschen rühren.

4 Die Nudeln abgießen, dabei etwas Nudelkochwasser zurückbehalten. Die Nudeln mit dem Kochwasser zu den Radieschen in die Pfanne geben und einmal durchschwenken. Die Nudeln dann auf zwei Teller verteilen und servieren.

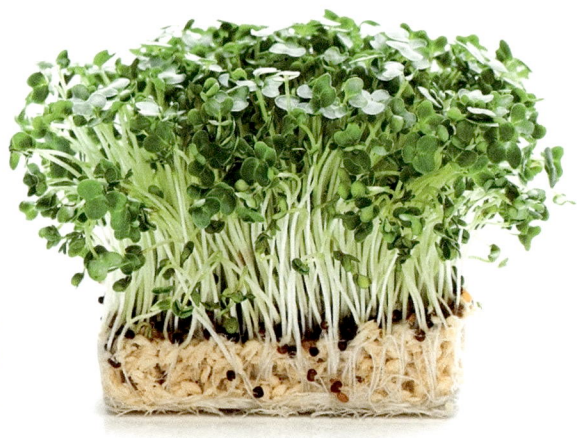

Warum gesund?

Kresse schmeckt nicht nur wunderbar würzig, sie ist ein echter Alleskönner: Sie enthält reichlich Vitamin C, Vitamin A und Folsäure, außerdem Kalium und Kalzium.

Reisnudeln mit Pak Choi und Tofu

Benötigte Zeit: 25 Min.

Für 2 Personen

200 g Reisbandnudeln

200 g Pak Choi

200 g Naturtofu

1 rote Chilischote

1 Bund Koriander

1 Knoblauchzehe

1 EL Erdnusskerne (geröstet und
     gesalzen)

1 Stück Ingwer (ca. 2 cm)

4 EL Sojasoße

2 EL Erdnussöl

Warum gesund?

Pak Choi ist ein relativ kalorienarmes Gemüse. Gleichzeitig enthält er, wie die meisten Blattgemüse, viel Kalium, Kalzium, Folsäure und B-Vitamine. Für dieses Gericht von Bedeutung ist außerdem der besonders hohe Gehalt an Vitamin C, denn dieses hilft dem Körper bei der Aufnahme des Eisens aus dem Tofu.

1 Den Tofu in 1 cm große Stücke schneiden, mit 2 EL Sojasoße marinieren und beiseitestellen.

2 Die Reisbandnudeln in eine Schüssel geben, mit kochendem Wasser übergießen und ca. 5 Minuten ziehen lassen.

3 Den Pak Choi waschen, putzen und in Streifen schneiden. Den Koriander waschen, trocken schütteln, die Blätter abzupfen und grob hacken. Die Chilischote waschen, putzen und in feine Ringe schneiden. Knoblauch und Ingwer schälen und fein hacken. Die Erdnüsse grob hacken.

4 Das Öl in einem Wok erhitzen. Knoblauch, Chili, Ingwer hineingeben und kurz anbraten. Dann den Tofu mit der Marinade dazugeben und ca. 1 Minute scharf anbraten. Die weißen Pak-Choi-Teile in den Wok geben und ca. 3 Minuten mitdünsten. Dann das Pak-Choi-Grün dazugeben und kurz zusammenfallen lassen. Alles mit den restlichen 2 EL Sojasoße ablöschen.

5 Die Nudeln abgießen und kurz abtropfen lassen. Dann zum Gemüse in den Wok geben und kurz durchschwenken. Alles auf zwei Teller verteilen und mit den gehackten Erdnüssen sowie dem Koriander garnieren.

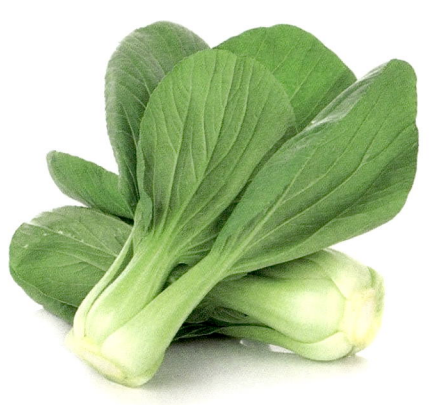

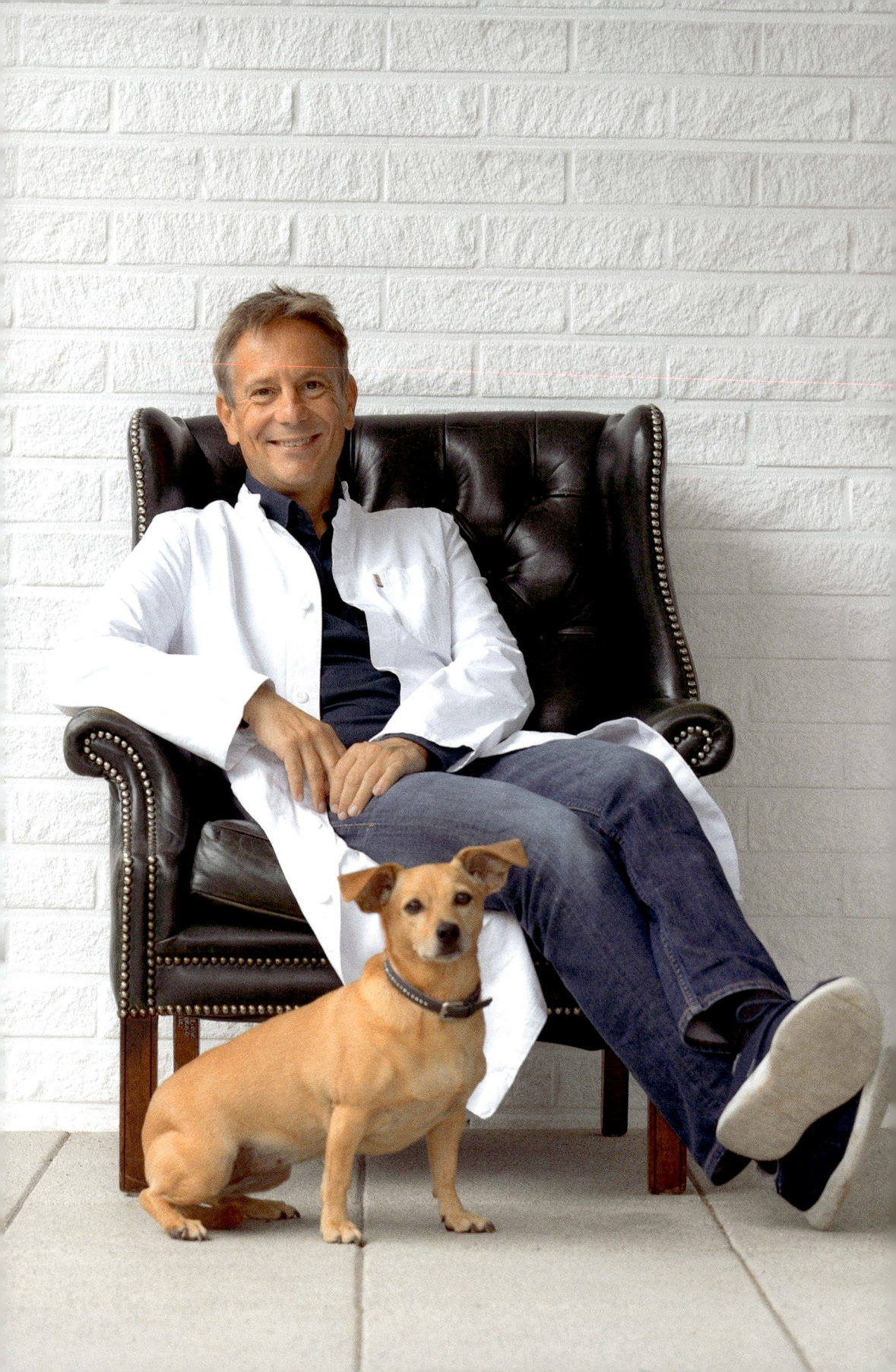

Zur Erinnerung:
Schlank für Faule –
das Wichtigste auf einen Blick

Hier eine kleine Zusammenstellung wichtiger Grundlagen von *Schlank für Faule*. Sie dienen lediglich als kurze Erinnerungsblitze und ersetzen keinesfalls die Lektüre des Buches. Sie können aber im Laufe Ihres Lebens immer wieder auf diese Seiten zurückkehren, um sich die Grundzüge vor Augen zu führen.

1) Kaufen Sie sich eine Waage

Unser Stoffwechsel ist eine Blackbox. Da Sie weder verlässlich messen können, was Sie essen, noch, was Sie verbrauchen, gibt es nur eine einzige Möglichkeit, eine Aussage über den Erfolg aller Maßnahmen zu treffen: Ihr Gewicht auf der Waage. Kaufen Sie sich daher eine gute Waage, messen Sie sich regelmäßig und verfolgen Sie Ihren Gewichtsverlauf. Denken Sie allerdings an die Küste Englands und behalten Sie die Ruhe, wenn sich das Gewicht ab und zu auch in die falsche Richtung verändert. Versuchen Sie, Trends zu erkennen, und passen Sie Ihr Verhalten dementsprechend an.

2) Kalorien sind nicht gleich Kalorien

Die von Ihnen durch die Nahrung zugeführten Kalorien werden unterschiedlich vom Körper aufgenommen. Viele Faktoren spielen hier eine Rolle: angefangen beim Mikrobiom Ihres Darms, der Reihenfolge der zugeführten Mahlzeiten, der Zusammensetzung der einzelnen Nährstoffe bis hin zur Zusammensetzung Ihres Körpers. Haben Sie deshalb keine Angst vor sogenannten hochkalorischen Lebensmitteln, wie zum Beispiel Hülsenfrüchten oder Nüssen. Lernen Sie aus der Historie Ihres Lebens und beurteilen Sie die Kalorien im Rückblick. Oder führen Sie eine Stoffwechseldiagnostik in Abhängigkeit von Ihrer Ernährung durch, zum Beispiel mithilfe des Glukose-Sensors.

3) Fake it until you become it

Betrügen Sie sich selbst, denn Sie wissen, dass die Form der Funktion folgt und die Funktion Ihrer inneren Einstellung. Lassen Sie Ihr Gehirn glauben, dass Sie ein schlanker und aktiver Mensch sind, denn dadurch wird sich wiederum Ihr Verhalten anpassen. In dem Moment, wo sich Ihre Persönlichkeit verändert hat, wird das Schlanksein leicht und ohne Kraftanstrengung funktionieren.

4) KEKSE für ein schlankes Leben

Es sind die kleinen Schritte und die kleinen Entscheidungen, die große Auswirkungen haben. Ihr präfrontaler Cortex im Gehirn kann ermüden und braucht genau wie Ihr Körper Training. Überlasten Sie diese Struktur allerdings nicht, sondern führen Sie sie langsam an ihre Aufgaben heran.

5) Bewegen Sie sich zeitnah

Sport ist gut und wichtig, für eine Gewichtsreduktion allerdings alleine nicht geeignet. Führen Sie die zugeführte Nahrung und Energie der ursprünglich angedachten Nutzung zu: Bewegen Sie sich! Planen Sie Ihre Aktivitäten in einem dichten zeitlichen Zusammenhang zu den Mahlzeiten. Steigern Sie die Aktivitäten und Bewegungen im Alltag und gewinnen Sie langsam wieder Freude daran.

6) Ändern Sie Ihre Perspektive

Konzentrieren Sie sich nicht auf die Rutschen, sondern auf die Plateauphasen zwischen den Rutschen. Hier sollte Ihre gesamte Aufmerksamkeit liegen. Versuchen Sie auf jeden Fall das gefährliche Weightcycling zu vermeiden. Nach jeder kurzen Rutsche folgt eine längere Phase des Plateaus. Hier findet Ihr Leben statt, der Erfolg der langfristigen Gewichtsreduktion.

7) Redoo – Ihr neuer Radiergummi

Vor allem in den Haltephasen des Plateaus ist es wichtig, Exzesse sehr zeitnah wieder auszugleichen. Verwenden Sie hierfür die Methode des Redoo und machen Sie quasi Teile Ihrer Vergangenheit ungeschehen.

8) Vermeiden Sie einen kalorischen Unverletzlichkeitsglauben

Unser Gewicht verändert sich langsam und zeitlich leicht versetzt zu unserem Verhalten. Glauben Sie daher nicht, dass Sie unverletzlich geworden sind, nur weil Sie ein paar Kilogramm an Gewicht verloren haben. Das Gewicht von heute hat mit Ihrem Essen von gestern wenig zu tun. Bleiben Sie daher wachsam und behalten Sie die Waage im Auge. Führen Sie gegebenenfalls zeitnah Redoo-Maßnahmen durch.

9) Spielen Sie mit Nahrungstricks und schauen Sie, ob diese bei Ihnen wirken

Essen Sie zum Beispiel Eiweiß vor den Kohlenhydraten, trinken Sie Wasser vor den Mahlzeiten, tauschen Sie Nahrungsmittel gegeneinander aus, gegebenenfalls nachdem Sie mithilfe des Glukose-Sensors eine Diagnostik durchgeführt haben. Wenn die Tricks bei Ihnen helfen, behalten Sie sie bei. Wenn nicht, verlassen Sie sie wieder.

10) Achten Sie auf Schlaf und vermeiden Sie Stress

Auch Bereiche unseres Lebens, die nicht direkt etwas mit der Nahrungszufuhr zu tun haben, können unser Gewicht beeinflussen. An vorderer Stelle stehen hier Schlaf und Stress. Lernen Sie gegebenenfalls eine Entspannungsmethode und achten Sie auf einen regelmäßigen Tagesrhythmus.

11) Vermeiden Sie Weightcycling

Vermeiden Sie um jeden Preis Weightcycling und den Jo-Jo-Effekt, als würde es um Ihr Leben gehen. Denn um nichts Geringeres geht es. Jedes Jo-Jo und jedes Gewichtskreisen stellt eine Gefahr dar und kann Ihr Leben verkürzen. Konzentrieren Sie sich daher auf die Plateauphasen und verhindern Sie einen Gewichtsanstieg.

12) Führen Sie eine Volumenkontrolle Ihrer Mahlzeiten durch

Hara Hachi Bu und *Itadakimasu* sind Ihre neuen Freunde. Übernehmen Sie die Verantwortung für das, was und wie viel Sie essen. Es liegt nur in Ihrem Verantwortungsbereich, nicht in dem Ihres Lebenspartners, Ihrer Freunde oder des Kochs im Restaurant.

13) Testen Sie das binäre Prinzip von Nahrungsmitteln

Lassen Sie Sachen weg, die Ihnen nicht guttun. Treffen Sie einmal die Entscheidung und halten Sie sich dann daran. 0 oder 1. Vermeiden Sie süße Getränke, auch wenn das einen kalten Entzug bedeutet. Geben Sie Ihren Geschmacksknospen die Möglichkeit, sich an einen normalen Süßegrad der Nahrung zu gewöhnen.

14) Führen Sie die Grundzüge der DASH-Diät in Ihr Leben ein

Durch die Beachtung der Grundzüge der medizinisch anerkannten DASH-Diät erhöhen Sie Ihre Chancen, schlanker und gesünder zu sein sowie länger zu leben. Vermeiden Sie das Essen von »Bauchnabeln« und verzichten Sie auf Salz. Kochen Sie wieder selbst, vermeiden Sie Fertiggerichte. Trinken Sie Wasser vor jeder Mahlzeit. Vor wirklich jeder Mahlzeit.

15) Lassen Sie sich Zeit, denn es ist Ihr Leben

Eine Gewichtsreduktion braucht ihre Zeit und als trockener Dicker wird diese Reise ein ganzes Leben in Anspruch nehmen. Sollte es nicht vorangehen, holen Sie sich Hilfe, gegebenenfalls auch professionelle Hilfe. Schließen Sie sich einer Gruppe Gleichgesinnter an und führen Sie ein strukturiertes Abnehmprogramm durch.

Literatur

Azad, M. B., Abou-Setta, A. M., Chauhan, B. F., Rabbani, R., Lys, J., Copstein, L., Mann, A., Jeyaraman, M. M., Reid, A. E., Fiander, M., MacKay, D. S., McGavock, J., Wicklow, B., & Zarychanski, R. (2017). Nonnutritive sweeteners and cardiometabolic health: A systematic review and meta-analysis of randomized controlled trials and prospective cohort studies. *Cmaj*, *189*(28), E929–E939. https://doi.org/10.1503/cmaj.161390 (abgerufen am 16. August 2021)

Bray, G. A., Frühbeck, G., Ryan, D. H., & Wilding, J. P. H. (2016). Management of obesity. *The Lancet*, *387*(10031), 1947–1956. https://doi.org/10.1016/S0140–6736(16)00271–3 (abgerufen am 16. August 2021)

Campmans-Kuijpers, M. J. E., Sluijs, I., Nöthlings, U., Freisling, H., Overvad, K., Weiderpass, E., Fagherazzi, G., Kühn, T., Katzke, V. A., Mattiello, A., Sonestedt, E., Masala, G., Agnoli, C., Tumino, R., Spijkerman, A. M. W., Barricarte, A., Ricceri, F., Chamosa, S., Johansson, I., Beulens, J. W. J. et al. (2015). Isocaloric substitution of carbohydrates with protein: The association with weight change and mortality among patients with type 2 diabetes. *Cardiovascular Diabetology*. https://doi.org/10.1186/s12933–015–0202–7 (abgerufen am 16. August 2021)

Chow, C. & Hall, K. (2008). The Dynamics of Human Body Weight Change. *PLoS computational biology, 4*, https://doi.org/10.1371/journal.pcbi.1000045 (abgerufen am 16. August 2021)

Connolly, J., Romano, T., & Patruno, M. (1999). Effects of dieting and exercise on resting metabolic rate and implications for weight management. *Family Practice, 16*(2), 196–201.

Damms-Machado, A., Weser, G., & Bischoff, S. C. (2012). Micronutrient deficiency in obese subjects undergoing low calorie diet. *Nutrition Journal*. https://doi.org/10.1186/1475–2891–1 1–34 (abgerufen am 16. August 2021)

Garvey, W. T., Mechanick, J. I., Brett, E. M., Garber, A. J., Hurley, D. L., Jastreboff, A. M., Nadolsky, K., Pessah-Pollack, R., & Plodkowski, R. (2016). American association of clinical endocrinologists and American college of endocrinology comprehensive clinical practice guidelines for medical care of patients with obesity. *Endocrine Practice, 22*(July), 1–203. https://doi.org/10.4158/EP161365.GL (abgerufen am 16. August 2021)

Genschow, O., Reutner, L., & Wanke, M. (2012). The color red reduces snack food and soft drink intake. *Appetite, 58*(2), 699–702. https://doi.org/10.1016/j.appet.2011.12.023 (abgerufen am 16. August 2021)

Haas, J. T., & Staels, B. (2017). Fasting the Microbiota to Improve Metabolism? *Cell Metabolism, 26*(4), 584–585. https://doi.org/10.1016/j.cmet.2017.09.013 (abgerufen am 16. August 2021)

Hall, K. D., Sacks, G., Chandramohan, D., Chow, C. C., Wang, Y. C., Gortmaker, S. L., & Swinburn, B. A. (2011). Quantification of the effect of energy imbalance on bodyweight. *The Lancet, 378*(9793), 826–837. https://doi.org/10.1016/S0140–6736(11)60812-X (abgerufen am 16. August 2021)

Heilbronn, L. K., Smith, S. R., Martin, C. K., Anton, S. D., & Ravussin, E. (2005). Alternate-day fasting in nonobese subjects: Effects on body weight, body composition, and energy metabolism. *American Journal of Clinical Nutrition, 81*(1), 69–73. https://doi.org/10.1093/ajcn/81.1.69 (abgerufen am 16. August 2021)

Jospe, M. R., Roy, M., Brown, R. C., Williams, S. M., Osborne, H. R., Meredith-Jones, K. A., McArthur, J. R., Fleming, E. A., & Taylor, R. W. (2017). The Effect of Different Types of Monitoring Strategies on Weight Loss: A Randomized Controlled Trial. *Obesity, 25*(9), 1490–1498. https://doi.org/10.1002/oby.21898 (abgerufen am 16. August 2021)

Juraschek, S. P., Chang, A. R., Appel, L. J., Anderson, C. A. M., Crews, D. C., Thomas, L., Charleston, J., & Miller, E. R. (2016). Effect of glycemic index and carbohydrate intake on kidney function in healthy adults. *BMC Nephrology, 17*(1), 70. https://doi.org/10.1186/s12882–016–0288–5 (abgerufen am 16. August 2021)

Keogh, J. B., & Clifton, P. M. (2005). The role of meal replacements in obesity treatment. *Obesity Reviews.* https://doi.org/10.1111/j.1467 789X.2005.00171.x (abgerufen am 16. August 2021)

Laing, B. Y., Mangione, C. M., Tseng, C. H., Leng, M., Vaisberg, E., Mahida, M., Bholat, M., Glazier, E., Morisky, D. E., & Bell, D. S. (2014). Effectiveness of a smartphone application for weight loss compared with usual care in overweight primary care patients. *Annals of Internal Medicine, 161*, S5–S12.

Li, G., Ning, C., Ma, Y., Jin, L., Tang, Q., Li, X., Li, M., & Liu, H. (2017). MiR-26b Promotes 3T3-L1 Adipocyte Differentiation Through Targeting PTEN. *DNA and Cell Biology, 36*(8), 672–681. https://doi.org/10.1089/dna.2017.3712 (abgerufen am 16. August 2021)

Martens, E. A. P., & Westerterp-Plantenga, M. S. (2013). Protein diets, body weight loss and weight maintenance. *Current Opinion in Clinical Nutrition and Metabolic Care, 1.* https://doi.org/10.1097/MCO.0000000000000006 (abgerufen am 16. August 2021)

Martin, S., & Kempf, K. (2014). Einsatz von Formuladiät als Basistherapie bei Typ-2-Diabetes. *Deutsche Medizinische Wochenschrift, 139*(21), 1106–1108. https://doi.org/10.1055/s-0034–1370048 (abgerufen am 16. August 2021)

Maughan, R. J., Fallah, J. S., & Coyle, E. F. (2010). The effects of fasting on metabolism and performance. *British Journal of Sports Medicine, 44*(7), 490–494. https://doi.org/10.1136/bjsm.2010.072181 (abgerufen am 16. August 2021)

Michalsen, A., & Li, C. (2013). Fasting therapy for treating and preventing disease – Current state of evidence. *Forschende Komplementärmedizin, 20*(6), 444–453. https://doi.org/10.1159/000357765 (abgerufen am 16. August 2021)

Mousavi, S. M., Rahmani, J., Kord-Varkaneh, H., Sheikhi, A., Larijani, B., & Esmaillzadeh, A. (2020). Cinnamon supplementation positively affects obesity: A systematic review and dose-response meta-analysis of randomized controlled trials. *Clinical Nutrition, 39*(1), 123–133. https://doi.org/10.1016/j.clnu.2019.02.017 (abgerufen am 16. August 2021)

Nencioni, A., Caffa, I., Cortellino, S., & Longo, V. D. (2018). Fasting and cancer: molecular mechanisms and clinical application. *Nature Reviews Cancer, 18*(11), 707–719. https://doi.org/10.1038/s41568–018–0061–0 (abgerufen am 16. August 2021)

Okamoto, O., Murakami, I., Itami, S., & Takayasu, S. (1992). Fasting diet therapy for chronic urticaria: Report of a case. *Journal of Dermatology, 19*(7), 428–431. https://doi.org/10.1111/j.1346–8138.1992.tb03254.x (abgerufen am 16. August 2021)

Patterson, R. E., & Sears, D. D. (2017). Metabolic Effects of Intermittent Fasting. *Annual Review of Nutrition, 37*(1), 371–393. https://doi.org/10.1146/annurev-nutr-071816–064634 (abgerufen am 16. August 2021)

Pietrocola, F., Demont, Y., Castoldi, F., Enot, D., Durand, S., Semeraro, M., Baracco, E. E., Pol, J., Bravo-San Pedro, J. M., Bordenave, C., Levesque, S., Humeau, J., Chery, A., Métivier, D.,

Madeo, F., Maiuri, M. C., & Kroemer, G. (2017). Metabolic effects of fasting on human and mouse blood in vivo. *Autophagy, 13*(3), 567–578. https://doi.org/10.1080/15548627.2016.12 71513 (abgerufen am 16. August 2021)

Rosenbaum, M., Hirsch, J., Gallagher, D. A., & Leibel, R. L. (2008). Long-term persistence of adaptive thermogenesis in subjects who have maintained a reduced body weight. *American Journal of Clinical Nutrition, 88*(4), 906–912. https://doi.org/10.1093/ajcn/88.4.906 (abgerufen am 16. August 2021)

Secor, S. M., & Carey, H. V. (2016). Integrative physiology of fasting. *Comprehensive Physiology, 6*(2), 773–825. https://doi.org/10.1002/cphy.c150013 (abgerufen am 16. August 2021)

Sumithran, P., Prendergast, L. A., Delbridge, E., Purcell, K., Shulkes, A., Kriketos, A., & Proietto, J. (2012). Long-Term Persistence of Hormonal Adaptations to Weight Loss. *Obstetrical & Gynecological Survey, 67*(2), 91–92. https://doi.org/10.1097/ogx.0b013e318247c6f7 (abgerufen am 16. August 2021)

Takebe, N., Tanno, K., Ohmomo, H., Oda, T., Hasegawa, Y., Takanashi, N., Sasaki, R., Shimizu, A., & Sasaki, M. (2021). Weight Gain After 20 Years of Age is Associated with Unfavorable Lifestyle and Increased Prevalence of Metabolic Disorders. *Diabetes, Metabolic Syndrome and Obesity: Targets and Therapy, 14(20),* 2065–2075 (abgerufen am 16. August 2021)

Van Niekerk, G., Hattingh, S. M., & Engelbrecht, A. M. (2016). Enhanced therapeutic efficacy in cancer patients by short-term fasting: The autophagy connection. *Frontiers in Oncology, 6*(NOV), 1–7. https://doi.org/10.3389/fonc.2016.00242 (abgerufen am 16. August 2021)

Wilhelmi De Toledo, F., Buchinger, A., Burggrabe, H., Hölz, G., Kuhn, C., Lischka, E., Lischka, N., Lützner, H., May, W., Ritzmann-Widderich, M., Stange, R., Wessel, A., Boschmann, M., Peper, E., & Michalsen, A. (2013). Fasting therapy – An expert panel update of the 2002 consensus guidelines. *Forschende Komplementärmedizin, 20*(6), 434–443. https://doi.org/10.1159/000357602 (abgerufen am 16. August 2021)

Wei, M., Brandhorst, S., Shelehchi, M., Mirzaei, H., Cheng, C. W., Budniak, J., Groshen, S., Mack, W. J., Guen, E., Di Biase, S., Cohen, P., Morgan, T. E., Dorff, T., Hong, K., Michalsen, A., Laviano, A., & Longo, V. D. (2017). Fasting-mimicking diet and markers/risk factors for aging, diabetes, cancer, and cardiovascular disease. *Science Translational Medicine, 9*(377). https://doi. org/10.1126/scitranslmed.aai8700 (abgerufen am 16. August 2021)

Yeo, S., Kim, K. S., & Lim, S. (2014). Randomised clinical trial of five ear acupuncture points for the treatment of overweight people. *Acupuncture in Medicine : Journal of the British Medical Acupuncture Society, 32*(2), 132–138. https://doi.org/10.1136/acupmed-2013-010435 (abgerufen am 16. August 2021)

MIT DEM BUCH SIND SIE FERTIG,
IHR WEG HAT ABER GERADE ERST BEGONNEN.

Viele Patient*innen in meiner Praxis wünschen sich eine professionelle
Unterstützung bei der Gewichtsreduktion, aber auch eine Gemeinschaft
von anderen Betroffenen, mit denen sie gemeinsam in einer geschützten
Umgebung abnehmen können.

Ich habe daher die Webseite *faulschlank.de* ins Leben gerufen,
einen Ratgeber und eine Community, die es uns erleichtern kann,
unsere Gewichtsziele zu erreichen.

Sie finden hier neben wertvollen Tipps auch Abnehmpartner*innen,
mit denen Sie gemeinsam Ihr Ziel erreichen können.

Lernen Sie von Menschen, die es schon geschafft haben,
und lassen Sie sich von unserem Team auf Ihrem Weg
zum Wunschgewicht begleiten – und das dauerhaft.

Als Leser*in meines Buches erhalten Sie 25 % Rabatt.

Melden Sie sich noch heute mit dem Kennwort »ichbinfaulschlank«
auf *faulschlank.de* an.

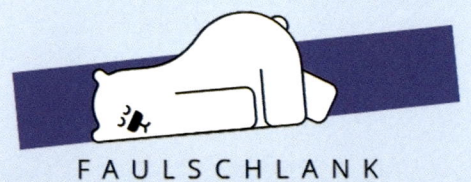

FAULSCHLANK

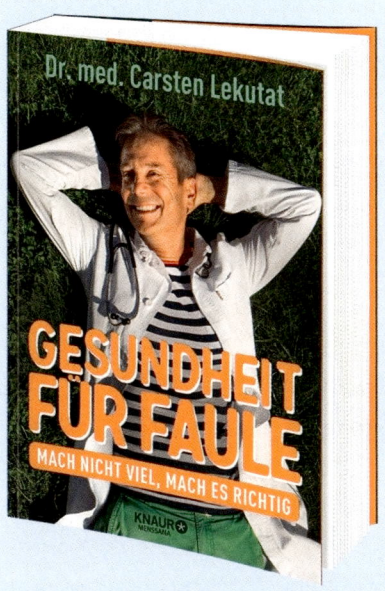

Gesund und fit ohne viel Anstrengung: Ein Arzt lüftet das Geheimnis!

Der TV-Arzt von »Hauptsache Gesund« Carsten Lekutat gibt uns in seinem neuen Bestseller die Lizenz zum Faulsein. Wir müssen nicht viel tun, um uns fit zu halten. Wir müssen nur wissen, was für uns das Richtige ist. Der Sportmediziner liefert wissenschaftlich basierte Tipps aus Medical Fitness und Biohacking, mit denen jeder sein individuelles Maß an Bewegung und Sport finden kann. So kann nicht nur vielen Erkrankungen vorgebeugt werden, sondern sie können auch positiv beeinflusst werden. Die Dosis macht den Unterschied.

Ein fundierter und unterhaltsamer Gesundheitsratgeber
zugleich – für ein gesünderes und längeres Leben.

Dr. med. Carsten Lekutat
GESUNDHEIT FÜR FAULE
Mach nicht viel, mach es richtig
978-3-426-65885-7

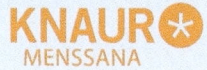